研究と実践をつなぐ

アクションリサーチ入門

看護研究の新たなステージへ

編著

筒井真優美

著

江本リナ
草柳浩子
川名るり

本書は発行元がライフサポート社から照林社へ変更しました。
2020 年 12 月 10 日初版第 5 刷発行の『アクションリサーチ入門』と同一の内容です。

照林社

目　次

序　章　アクションリサーチのすすめ ································ 4

　Ⅰ．アクションリサーチの定義 ································ 5

　Ⅱ．他の研究との違い ································ 6

　Ⅲ．看護への導入 ································ 6

　Ⅳ．本書の特徴 ································ 7

第1章　アクションリサーチとは ································ 10

　Ⅰ．アクションリサーチのあゆみ ································ 12

　Ⅱ．アクションリサーチとは何か ································ 26

　Ⅲ．アクションリサーチの魅力 ································ 51

第2章　アクションリサーチの進め方 ································ 64

　Ⅰ．そこで何が起きているのか ································ 66

　Ⅱ．現場に受け入れられるか ································ 74

　Ⅲ．「変わる」ということ ································ 80

Ⅳ．望みへ向かうための方略 ………………………………… 84

Ⅴ．研究者と共同研究者の関係 ……………………………… 90

Ⅵ．変化の過程を大切にする──看護に貢献できる結果とは …… 95

Ⅶ．データとなり得るもの ………………………………… 98

第3章　研究成果の発表 ………………………………… 118

Ⅰ．論文として公表する ………………………………… 119

Ⅱ．論文を書くときのルール ……………………………… 127

Ⅲ．アクションリサーチの結果・考察の記述 ………………… 135

Ⅳ．研究論文のクリティーク ……………………………… 154

Ⅴ．研究のプレゼンテーション …………………………… 159

Ⅵ．研究成果の公表における倫理的な側面 ………………… 169

索　引 ………………………………………………………… 178

序章

アクションリサーチのすすめ

　日本では、医療技術の進歩や社会環境の変化により、疾病構造が複雑化しています。たとえば医療技術の進歩によって、今までは治療が難しかった方が長期生存できるようになったことで、ケアの難しさが増しています。また、採算重視の病院経営によって、在院日数が短縮化される一方で、入院している方々は重症化しているため、看護師の業務量は増大しています。

　看護系の大学、大学院、学会の数は増加し、研究件数も多くなりましたが、研究の成果が医療現場のケアにどのような影響を与えているのかはあまり明確ではありません。認定看護師や専門看護師の活躍により、医療現場は徐々に改善されつつありますが、まだ、認定看護師や専門看護師の配置がない病院が多数を占めているのが現実です。

　このような状況を改善するためには、看護の質の向上を目指した研究がさらに必要であり、その点で、研究と実践との間を橋渡しするアクションリサーチは、今後ますます重要視されることでしょう。

　アクションリサーチは、1933年にナチスドイツから米国に亡命したKurt Lewinがマイノリティグループの直面した問題を解決

するために行った取り組みに端を発しています。その名のとおり、アクション（活動）とリサーチ（研究）の両方を指し、実践、研究、理論に橋を架ける研究方法です。

　アクションリサーチは他の質的研究方法と異なり、観察や面接だけでなく、「アクションを起こす」という課題があるため、そのアクションが課題の解決に適切であるのか、その組織に受け入れられるのかなどについても検討が必要になります。また、アクションを起こす人のありようによっても、アクションが組織に受け入れられるか否かは左右されます。

　アクションリサーチは歴史が浅く、とりわけ日本ではまだあまり用いられていませんが、実践の現場を変化させるうえで有用な研究方法です。本編に入る前に、そのポイントを押さえておきましょう。

Ⅰ．アクションリサーチの定義

　アクションリサーチの定義は、まだ曖昧なまま用いられていることも多いのですが、どの定義にも共通して用いられている点が3つあります（Pope & Mays, 2006/2008, p.63）。

① 研究者が現場に入り、その現場の人たちも研究に参加する「参加型」の研究である
② 現場の人たちとともに研究作業を進めていく「民主的な活動」である
③ 学問（社会科学）的な成果だけでなく「社会そのものに影響を与えて変化をもたらす」ことを目指す研究活動である

II. 他の研究との違い

　アクションリサーチが他の研究と違う点について、Holloway & Wheeler (2002/2006) は以下の6点をあげています。

① さまざまな目的と概念をもつ
② 研究者はその現場にいる参加者と協働するか、あるいは自らがその現場の参加者となる
③ 基本的要素である活動 (action) を統合する過程である
④ 研究と同時に、研究状況における介入と変化を含む
⑤ 変化が起こる状況における調査である
⑥ 研究結果は、ただちに問題解決への示唆が得られ、評価できるという利益に直結する

III. 看護への導入

　アクションリサーチが看護の世界に紹介されるようになったのは1970年頃からですが、1993年にJournal of Advanced Nursingでアクションリサーチが取り上げられてから、研究が増加しています。
　1995年には、Hart & Bondがアクションリサーチの方法を詳細に著した書を出版しました。これを契機に、実践を改善できる研究方法としてアクションリサーチを用いることが多くなりました。

Ⅳ. 本書の特徴

　大学院で質的研究指導にかかわり20年近くたちますが、多くの研究は研究参加者の体験理解や看護実践の分析が中心でした。これまで明らかにされていない現象を言語化し、暗黙知から経験知にすることは看護の重要な課題ですが、20年近く経過してもこれらが現場で十分に活かされていないことを感じます。

　一方、アクションリサーチの魅力は、直接現場にアプローチすることであり、現場を変化させることです。しかし、アクションリサーチの方法がわかりやすく具体的に書かれた書籍は洋書が主で、日本語で書かれたものはまだ少ないことから、アクションリサーチへの取り組みがわが国でもより盛んになることを願い、本書を執筆するはこびとなりました。

　本書は3つの章から構成されています。第1章はアクションリサーチの背景や基本的な理解を得るのに役立つでしょう。方法を詳細に知りたい方は第2章から読まれるとよいと思います。また、第3章はアクションリサーチだけでなく、質的研究方法に共通する部分も含まれていますので、結果・考察の書き方が参考になると思います。

第1章「アクションリサーチとは」

　第1章では、アクションリサーチの概観を江本が記述しています。なぜ、アクションリサーチの研究方法が生まれたのか、アクションリサーチの魅力は何かなど、アクションリサーチの手法を用いることを検討している研究者の参考になる章です。

第2章「アクションリサーチの進め方」

　第2章は具体的な研究方法を述べています。現場の分析、アクションのゴールやそこに向かうための方略について詳細に記述しています。

　本章の執筆者である草柳は、博士論文でアクションリサーチに取り組み、Hart & Bond (1995) の方法を参考にしながら研究を行いました。草柳は、本章でアクションリサーチを実施するときに阻むことは何か、成功するための鍵となることは何かなど、具体的に書いているので、実際に研究する方の参考になるでしょう。研究の方向性を決めるうえで非常に大切な「研究計画書」の説明についても十分な紙幅を当てています。

第3章「研究成果の発表」

　第3章で取り上げているのは、アクションリサーチの結果、考察にあたる部分であり、実際にアクションリサーチを実施している川名が執筆を担当しています。

　アクションリサーチの研究方法が書かれた書物はこれまでにもありましたが、結果、考察について書かれているものはあまり見当たりません。他の研究者や実践家の参考になるような臨場感あふれた結果をまとめることはたいへん難しいのですが、その点で本章が参考になることでしょう。

　また、この章では、アクションリサーチのクリティーク、研究成果の発表についても解説しています。

＊

　私を含む4人の著者は、平成19～22年度文部科学省科学研究

費補助金基盤研究（B）「小児看護におけるケアリングと癒しの環境創造－アクションリサーチを用いて－」の研究メンバーであり、6カ所の現場におけるアクションリサーチの共同研究者です。

　アクションリサーチは魅力的な研究方法ですが、研究者が現場を変えるには研究者の拠って立つ世界観、看護観が重要になることを心に留めておく必要があります。変化には目標が必要であり、人々の健康や安寧に貢献できることが重要となるからです。

　最後に、本書の執筆を進めてくださったライフサポート社の佐藤信也さまに感謝します。

2010年 のぼたん（リトルエンジェル）の咲く頃

筒井真優美

＜文　献＞

Hart,E., & Bond,M. (1995). *Action research for health and social care : A guide to practice.* Buckingham, UK: Open University Press.

Holloway,J., & Wheeler,S. (2002) /野口美和子監訳 (2006). *ナースのための質的研究入門*.第2版. 医学書院.

Holter,I.M., & Schwartz-Barcott,D. (1993). Action research: What is it? How has it been used and how can it be used in nursing?.*Journal of Advanced Nursing.* 18, 298-304.

Pope,C., & Mays,N. (1999) /大滝純司監訳 (2001). *質的研究実践ガイド―保健医療サービス向上のために*. 医学書院.

第 *1* 章

アクションリサーチとは
Foundation of action research

江本リナ
Rina Emoto

近年、アクションリサーチという研究デザインをヘルスケアに関する領域でしばしば目にするようになりました。欧米で用いられていた「action research」ということばが、そのまま用いられていますが、ヘルスケア領域においては比較的新しい研究デザインであるため、まだまだ耳なじみのない人が多く、また、聞いたことはあっても、どういうものなのかよくわからなかったり、新しい研究デザインとは知っていても、実際の方法となると心もとないという人が多いのではないでしょうか。

　アクションリサーチは、これまでの伝統的な実証主義[1]的研究方法で求められてきた妥当性、信頼性、客観性、一般化とは一線を画した、新しい世界観をもつ研究デザインです。言うなれば、特定の現場に起きている特定の出来事に焦点を当て、そこに潜む問題状況（課題）に向けた解決策を現場の人と共に探り、状況が変化することを目指す研究デザインです。

　この研究デザインはもともと、組織や社会改革を目指したアプローチのひとつとして構築されたものですが、なぜヘルスケア領域で用いられるようになったのか、そもそもアクションリサーチとはどのような研究デザインなのかなど、アクションリサーチの理解を深めるためにはこれまでの経緯をひも解いておく必要があります。そこで本章では、アクションリサーチが生まれた背景をその源からたどり、何を目指す研究なのかという点、すなわちアクションリサーチの本質に迫ります。

1. 実証主義
事実の背後にある超越的な存在を認めず、経験に由来しない概念を用いて考えることを避け、事実のみに基づいた論証を主張する。すなわち、観察された個々の事実の集積によって理論をつくり、経験的事実の裏づけによって実際に確証された理論こそが実証的で科学的であるという立場をとる

Ⅰ. アクションリサーチのあゆみ

1. アクションリサーチのルーツ

アクションリサーチの創始者は、社会心理学者である **Kurt Lewin** (1890-1947) です。まず、Lewinの足跡 (Marrow, 1969/1972) からアクションリサーチの始まりをたどってみましょう。

❶ Lewinの学問の関心

1890年、Lewinはプロイセン地方のモギルノ（現ポーランド）という村に、ユダヤ人として生まれました。19歳でフライブルグ大学に入学し医学部に進みますが、同年にミュンヘン大学へ移り生物学に転向します。さらにその翌年にはベルリン大学に移り、哲学、科学理論、心理学を専攻し、後に博士号を取得します。Lewinの学問への深い関心はここで培われたといえるでしょう。研究者として、Lewinは以下のような事がらに関心を抱きます。

● 人の心理

Lewinは第一次世界大戦中の1914〜1917年にかけて兵役を務めますが、負傷のため退役します。負傷中に執筆した論文『戦場の風景』のなかで、Lewinは自らの体験をもとに、前線から遠いときと前線に近づいたときのように、兵士のおかれている状況や心理状況によって戦場の風景がまったく違ったものになると述べました。つまり、**見る人の知覚によってその人の環境は異なって**

とらえられることを論じたのです。

　また、論文では**生活空間**という概念についても触れています。生活空間とは、その人の背景にあるさまざまな要求や目標、無意識、記憶、信念、政治的・経済的・社会的要素など生活のなかのあらゆることを含んでおり、そのときの心理状況と絡み合ってつくられ、あくまでも主観的な経験である心理的環境の全体を指すとLewinは述べました。そのような心理状況のなかで人は生活し、行動しているという考えを論じています。

　この考え方は後に、人の行動と環境との関係を描く「場の理論」へと発展し、生活空間はLewinの生涯の研究テーマにもなっていくのです。人の行動が生活のなかに埋め込まれていることや、人の心理と行動、人の行動と環境とが相互に影響しあっているということが、アクションリサーチを手がける根拠にもなっていたと考えられます。

● 全体性

　1920年代のベルリン大学では、**ゲシュタルト心理学[2]**が体系づけられつつありました。Lewinもこの影響を受け、ゲシュタルト心理学の全体主義に深い感銘を受けました。なぜなら、人の行動を断片的に切り取って見ていく方法では、人の心理や行動を十分に理解することはできず、ゲシュタルト心理学的に全体を見ていくことで、よりリアリティあるものになると考えたからです。

　こうした潮流に触れたことが、社会で生活する人間を集団ととらえ、集団内で起きる出来事を単に個人の出来事とするのではなく集団全体からとらえるというその後のLewinの理論を形づくるものとなっていきます。

2. ゲシュタルト心理学
Max Wertheimer、Wolfgang Köhlerらが中心となり、要素論を否定した全体論を唱える心理学の理論。「ゲシュタルト」とはドイツ語で、まとまりのある（体制化された）構造や全体を支える配合を意味し、ゲシュタルト心理学は、全体は単なる部分の総和ではないという立場をとる。たとえばメロディのように、音符ごとの要素に分解してしまうとメロディとしては成り立たないが、メロディーをつくる音符（要素）が変わってもメロディとして保たれるように、メロディそのものがひとつの全体であるような、まとまりの性質を強調している

しかし、Lewinの関心は常に、複数の人間によって形成される社会のなかで、人はどのように行動するのか、人の行動はどういうものなのか、どのように人の行動は変わるのかという点に向いていました。

❷ Lewinの研究の関心

第二次世界大戦下、当時Lewinはベルリン大学で教鞭をとっていましたが、ナチスによるユダヤ人迫害から逃れるため、1933年に米国に亡命します。亡命後は、コーネル大学やアイオワ大学などで教鞭をとりました。やがて、1940年には米国市民権を取得します。

この時期のLewinの関心の対象は以下のようなものでした。

● グループダイナミックス

Lewinが亡命した1930年代後半、米国社会では合理主義が主流となり、産業が著しい発展を遂げていました。

そのようななか、Lewinは社会問題に敏感になり、とりわけ産業環境における労働者集団の行動と心理に注目するようになりました。

また、ユダヤ人が社会から不当な扱いを受けていることを目の当たりにするとともに、自身が移民でユダヤ人でもあることから、少数集団が社会から与えられる挑戦や、少数集団の特性、集団に属することの意味といった、社会心理学や**グループダイナミックス**[3]にも関心を向けるようになります。

この頃、Lewinの指導のもとで行われた研究のなかに、リーダーシップの違いによる人の行動を探究する実

3. グループダイナミックス　group dynamics「集団力学」とも呼ばれる。集団の基本的な性質、集団と個人の関係、集団と集団の関係、組織と集団の関係など、集団生活について追究する社会科学でLewinが提唱した。人間の意識や行動は集団のなかで集団の力に影響を受け支配されると考える。集団凝集性、集団規範、集団目標、集団構造、リーダーシップなどに研究の焦点が当たる

験研究があります。この研究からは、リーダーシップに
よってつくり出される集団内の雰囲気と、個々のメン
バーの心理的な緊張には関連があり、**社会的雰囲気**（た
とえば、独裁的な雰囲気、民主的な雰囲気、放任的雰囲
気など）が、メンバーでつくり出す作業の成果やメン
バーとの話し合いに見られる相互依存や相互作用に影響
を与えることが明らかにされました。この研究を通して、
Lewinは集団の民主制を重視するようになります。

● 集団の民主制

　第二次世界大戦中の米国内は食糧不足の状況にありま
した。米国政府ではこの状況に対応すべく、これまでと
食物を変えなくてはならなくなった場合に備えた取り組
みが始まっていました。

　この事態を受け、Lewinは国民の食習慣を変えるに
はどうしたらよいかを政府に提示できるような基礎資料
となる実験的研究を、人類学者のMargaret Meadと
共に行います。この研究の結果、ある集団において、集
団自らの意思で決定して選んだ方法をとったときのほう
が食習慣を変えやすいということが明らかになります。

　Lewinはこの研究を通して、行動を変化させるため
には**集団の意思決定への参加**が重要であることに注目す
るようになりました。こうした**集団の民主制**や集団の意
思決定という考え方が、後にアクションリサーチの重要
な要素となっていくのです。

　その後も、Lewinは産業における労働者に目を向け、
工場の生産水準を高める課題に取り組むようになり、そ
の過程でいわゆるアクションリサーチとなる研究を手が
けるようになります。

　第二次世界大戦が終結した1945年、マサチューセッツ工科大学（MIT）にグループダイナミックス研究センターを設立したLewinは、集団生活とはどのようなものか、また、集団に変化をもたらしたり集団がその変化に抵抗したりする要素はどのようなものか、そのとき集団にどのような動きがあるのか、といったことについて研究を始めます。

　この研究でとられた方法は、研究室であろうが現場であろうが実際に集団を対象とし、集団や個々のメンバーが変化するような実験を行うというものでした。研究以外の影響がないようにコントロールされた研究室のような環境で行うのではなく、人が生活している場で行う研究を重視したのです。それは、人の行動はその人が生活している社会の状況に影響されるという考えに立脚したものでした。

　また、MITに研究センターをおいたことにも意味がありました。これについては、工学の目的は人間のエネルギーを解放させることにあるものの、もっぱら機械の発達に頼っており、機械を使って生産を生む人間の要素を過小評価する傾向にあるという指摘の弁に、Lewinの意思が表れています。

　工場という場は、ただ作業が行われる場ではなく、ある種のリーダーシップがとられた集団がいる場所であり、生産を目指すにはその集団生活の背景をあらゆる側面から全体的にとらえていく必要があると考えていたようです。

　ここにも、人の行動はその人が生活する環境の影響を受けるという考えや、人の集まりである集団にみられる

動き、人間の要素を含めて全体的にとらえるなど、これ
までLewinが注目してきたものが反映されています。

● アクションリサーチ

　そのほか1944年以降、Lewinは自身がかかわって
いたニューヨークの米国ユダヤ人連盟において、ユダヤ
人が地域社会で直面していた問題に関するいくつかの研
究を行っています。これらの研究はLewin自ら、「われ
われの研究が『アクションリサーチ』であり、現実的な
レベルで実際に行動すること、すなわち、たえず研究の
結果に自己批判を加え、客観的な検討と評価を行いなが
ら実地に行動することを意味している」(Marrow,
1969/1972, p.342) と述べています。

　前出のLewinのことばにある**行動、自己批判、検討
と評価**はアクションリサーチを特徴づけるものです。す
なわち、この頃すでに、Lewinのなかではアクション
リサーチが体系づけられていたのだと考えられますが、
具体的な説明はされていませんでした。Lewinが初め
てアクションリサーチについて言及したのは1946年に
出版した『Action research and minority problems
／社会的葛藤の解決』(Lewin, 1946/1971) のなかでの
ことです。

＊

　このようにLewinの足跡をたどってみると、アクショ
ンリサーチの着想には、ユダヤ人として人生を送ったこ
とやこれまでの社会科学研究への批判などが影響してい
るとみることができます。

　Lewinがアクションリサーチを手がけることになっ
た背景には、ユダヤ人社会の人々は米国内で「ユダヤ人」

という民族集団であると同時に、一人ひとりはユダヤ人集団の一員でもあり、こうした集団のなかで人はどのように行動するのかという課題に取り組んだことも大きいでしょう。

しかし、当時の社会科学研究の主流であった実態調査[4]研究では、集団内の人々の相互関係だけでなく、その背後にある人の行動と社会状況との関連などまでとらえきれないとLewinは考えました (Lewin, 1948/1971)。集団をただ診断するような調査では不十分であり、行動の背後にあるものを示してくれるような研究、ある実践を伴った比較実験的な研究などが必要なのではないかという考えが、アクションリサーチの構想へとつながっていったのです。

2. アクションリサーチの世界観

Lewinがアクションリサーチという研究デザインの基盤をつくり上げるうえで、その発想に影響を与えたであろう鍵となる理論的基盤を確認しておきます。

① 人の行動

ゲシュタルト心理学に影響を受け、人の行動に関心を向けるようになったLewinは、人の行動は個々の背景にあるさまざまな状況の総和から生じると考えるようになります。また、行動に影響を与えるのは人と環境であり、**人と環境とは相互依存の関係にある**と考えました。

つまり、人の行動は、人と環境とに影響を受けるという考え方です。また、人を取り巻く状況が変わるときや、その場が変わるときに人の行動変容が現れるとも考えら

れます。

② 場（フィールド）

Lewinの『Field Theory in Social Science/社会科学における場の理論』(1951/1956) によると、人は誰でも、家庭、職場、学校などそれぞれ自分のための生活の基礎となる生活空間のなかにいると考えられています。前述しましたが、生活空間はその人の背景にあるさまざまな要求や目標、無意識、記憶、信念、政治的・経済的・社会的要素など生活のなかのあらゆることを含み、そのときの心理状況と絡み合ってつくられる心理的な環境を表しています。Lewinは「**場**」を生活空間ととらえました。

ここでいう「場」とは、物理的なものではなく、心理的世界を意味しています。そして生活空間のなかで人と環境は相互に関係しあい、特定の人の特定の環境に対する関係から行動が生じると述べているのです。また、人の行動は「**いま、ここ**」にある場に影響を受けると考え、「その場」「そのとき」を重視しています。

③ 変　革

安定した社会状況というものは、変革が起こる前の状況であり、変革が起きた後には安定した状況になる——Lewinは社会的変革 social change について次のような考えを示しました。

そしてこの、**社会変革のプロセス**には順序性があると考え、熱力学からアイデアを得て、①現在の状態が壊されるunfreezing、②変革が生じるchanging、③安定した状態となるrefreezingという3段階を示しま

した。

　この考えによれば、人の現在の生活、行動、心理状況は、すべて変わるための準備段階にもあり、変化が生じることでまた安定した状態になることが期待できます。

＊

　ここまでで、アクションリサーチの基礎となる考え方が、Lewinの学問的関心や理論の変遷から導き出されてきたことがわかります。それはすなわち、社会の場で起きている事がらに目を向け、社会や集団を構成するメンバー同士の影響に注目し、依存的関係にあるからこそアクションを共に起こし、互いに解決へ向かおうということであり、そこからアクションリサーチの構想が練られていったといえるでしょう。

3．アクションリサーチの発展

❶ 第二次世界大戦後の動き

　1946年、英国においてLewinの研究をもとに、アクションリサーチ研究施設としてTavistock Institute of Human Relation（以下、Tavistock研究所）が設立され、同研究所がアクションリサーチ発展の先駆けとなりました。

　第二次世界大戦後の当時、復興を目指して産業が盛んになり、工場では生産率の向上が重要課題となっていました。そのようななか、労働と組織に主軸をおいたアクションリサーチが活発に行われていったのです。ここでは一例として、英国の炭鉱で起きていた問題に取り組んだTrist & Bamforth（Tavistock研究所）の研究を紹介しておきます（Bradgury, Mirvis, Neilsen, et al., 2008）。

当時、産業の発展に伴い、機械化や作業の専門化が炭鉱業にも取り入れられていましたが、思うような成績があがっていませんでした。そこでTrist & Bamforthは、生産率の高い炭鉱と低い炭鉱とで作業形態の違いを研究することになりました。研究の結果、生産率の高い炭鉱では、炭鉱夫はより自己管理能力が高いことがわかりました。また、リーダーは、新しい技術を取り入れなければならなくなったとき、まったく炭鉱で働いたことがない人にノウハウのような技術を教えるのではなく、新しい技法をどのように取り入れるかについてのアドバイスに努めていました。

　このようなリーダーシップのもとでは、炭鉱夫は一人ひとりが自ら進んで物事に取り組み、ひとつの技術に長けるのではなく、いくつもの技術をもっていました。すなわち、炭鉱の状況を変えるには、機械化を進めるよりも自立して取り組む姿勢のほうが、直面する状況に適応しやすい状態に炭鉱夫たちをもっていけることがわかったのです。

　この研究は、**ある集団の社会的なシステムを考慮しない限り職場の技術を向上させることはできないこと**を示すものでした。当時、労働者は報酬に操られ、権威者にコントロールされるのが最善という考え方が主流であり、現場では労働者の自立性が欠如していることが特徴でした (Morton-Cooper, 2000/2005)。そのようななか、Tavistock研究所の研究によって、活気ある、自立した、生産性のある労働者をつくる職場環境が提示され、これが職場の組織化の研究へと発展していきました。また以後、ヨーロッパを中心とした各国で、労働と組織に注目した実験的な研究が行われるようになりました。た

とえば1960年代には、製粉所、機械組み立て工場、パルプ工場、化学肥料工場などが研究の舞台となっています (Gustavsen, 2008)。

② さまざまな領域でのアクションリサーチの発展

● 地域開発

アクションリサーチは産業分野以外にも、さまざまな分野で応用されるようになりました。

たとえば、1960年代後半〜1970年代にかけ、地域社会の向上を目指し、地域政策に携わる研究も行われています。ただしこれは、一部の地域主導で行われるものが、どの程度より広い地域や国家の社会経済を変える基盤になり得るのかを問う指摘もあります (Hart & Bond, 1995)。

また、アクションリサーチを行う際、限定された場から広い地域社会までのどのレベルで実践（変化を起こすための実験的実践）するのがふさわしく、限定された場での変化はどの程度の逆効果を招くかなどを吟味することが重要なポイントとして指摘されています (Hart & Bond, 1995)。

● 教育学

Kemmis & McTaggart (1990) によると、教育学においてもLewinのアクションリサーチが取り込まれるようになり、1946年にはコロンビア大学のTeacher's Collegeにおいて、社会の再構築に向け教員と学校が共同でアクションリサーチを行っています。

教育学でのアクションリサーチは、主に米国、英国、オーストラリアなどでカリキュラム構築の研究に用いら

れてきました。

　米国で1969年に発表されたSchwabのカリキュラムに関する論文や、英国で1975年に出版されたStenhouseのカリキュラム研究に関する書では、これまでの伝統的な研究方法を批判し、教員が教えることと研究とは密接に関連があること、カリキュラム構築を理論化するには教員自身の実践を知識や経験から振り返り決断していくことが必要であることが述べられました。これらは、研究者としての教員像を示し、教育学におけるアクションリサーチの先駆けとなりました（McNiff & Whitehead, 2002）。

　英国では、1976年にアクションリサーチを行っている教員同士によるネットワークClassroom Action Research Networkが設立されています。このネットワークは、イギリス国内のみならず、国際的にアクションリサーチが普及するのに貢献しました（横溝, 2000）。

　1980年代には教育学でのアクションリサーチは確立されていたともいわれます（Hart & Bond, 1995）。1993年には、国際的な学術誌として「Educational Action Research」が創刊されるなど、その発展ぶりにも目覚ましいものがあります。

● 看護学（欧米）

　看護学においてアクションリサーチ研究が手がけられるようになったのは他領域に比べると遅く、1980年前後のことです。嶺岸・遠藤（2001）は、看護学でのアクションリサーチの発展の推移について文献検討しており、ここではその分析から看護学に見られるアクションリ

サーチの進展を確認しておきましょう。

　嶺岸・遠藤 (2001) によると、1980年前後に、欧米の医療施設の組織、看護管理、実践に関するアクションリサーチが登場します。他の学問分野よりも導入の時期が遅いことについて、実証主義的な研究方法にとらわれていたことや、看護師が業務をこなすことに追われていたという指摘があがっていることも紹介されています。看護学でもアクションリサーチが用いられるようになったのは、看護が**実践の科学であるにもかかわらず、長いこと理論と実践の乖離が問題視されてきた**ことにもあると考えます。

　初期に報告されたアクションリサーチは、病院での組織変化を促すものや、教育プログラムの導入・評価、ケアに関するものでした。同じ頃、Greenwood (1984) は、社会的な現象を扱い、実践の学問である看護の研究にはアクションリサーチがふさわしく、看護実践の理論生成を促す研究方法であると紹介しています。

　このように、患者・家族・医療者からなる集団が日々生活する臨床の場で、変化をもたらす看護実践を目指すとき、アクションリサーチは魅力的であり、以後多くの研究に取り入れられるようになりました。

　Speziale (2007a) は、看護実践、看護教育、看護管理といった分野で近年見られるアクションリサーチの主なものを紹介しています。それによると、看護実践では、健康維持や疾病予防、治療を必要とする患者・家族・集団・地域社会でのケアに焦点が当たっています。看護教育では、教育プログラムの効果や、教育者・研究者・看護師などの役割に関する研究などが見られます。また看護管理では、スタッフの専門性を向上させる試みなどに

関する研究があります。

　いずれも特定の現場でみられる問題点を取り上げ、その場の特徴に合わせた方法でアクションリサーチを行い、取り組みから得られる変化もその場に限局したものになっています。アクションリサーチが**特定の場所で、特定の問題を扱い、特定の変化を期待するものである**ことを、これらの研究は示しています。

● 看護学（日本）

　わが国では、1999年に2件のアクションリサーチが報告されて以来、少しずつアクションリサーチが実践・紹介されるようになってきましたが、まだそれほど多くはありません。ここでは、初期のアクションリサーチ3点の概要を紹介します。

　1つ目は、退院が進まない慢性精神分裂病患者への看護師による治療的介入の有効性を明らかにしようとしたものです。研究者と施設の看護師が共に治療的介入を行い、その有効性を明らかにしています（稲岡・西村・太田他, 1999）。2つ目は、阪神・淡路大震災の被災者の生活立て直しを目指し、大学教員、看護協会職員、保健所の保健師からなるチームがボランティア看護師と共に訪問相談活動を行ったもので、その貢献を明らかにしています（井伊, 1999）。もうひとつは、医療事故に関する看護教育の評価を明らかにしようとしたもので、研究者と看護師が共に行った研修を評価しています（和賀, 2001）。

Ⅱ. アクションリサーチとは何か

　これまで歴史的背景や理論的背景をもとにアクション
リサーチの歩みをたどってきました。近年も数多くのア
クションリサーチが行われ、さまざまな領域へと普及を
続けています。それは、この研究デザインが魅力的であ
ることを示すものでしょう。

　しかし、そもそもアクションリサーチとはどのような研
究デザインなのでしょうか。アクションリサーチが他の研
究デザインと違う点は何からくるのでしょうか。ここで
は、研究デザインとしてのアクションリサーチが目指すも
のや、アクションリサーチの位置づけについて述べます。

1. アクションリサーチのねらい

　Lewinに端を発するアクションリサーチは、その後
さまざまな研究が行われたこともあり、さまざまな研究
者がその特徴を述べています (Greenwood & Levin,
1998；Pope & Mays, 2000/2001；Reason & Bradbury,
2008)。それがまた、一定の定義をもたらすことを難し
くさせているともいわれているのですが、それでも種々
の定義を概観すると、アクションリサーチが目指すもの
が見えてきそうです。ここでは、代表的な2人のことば
をあげておきます。

> アクションリサーチは、社会システムについての知識を
> 創り出すと同時に、社会システムを変えようとするもの
>
> (Lewin, 1946/1971, p.271)

> 人が系統立てられた研究に参加することや、期待する目標を達成するための適切な設計図を探求することに意味を与え、またその効果を評価すること
>
> (Stringer, 2007, p.6)

　つまり、アクションリサーチの主な目的は、**人の生活が基盤にある場所を舞台に、実践的な知識を生み出すこと、また社会に変化をもたらすこと**にあると考えられます。

　たとえば、職場の仕事の効率が悪いのを改善するために、今までとは違ったこと（あるアクション）を投入して改善されるか試みることもアクションリサーチといえます。

　効率改善という大きな目標に向かって研究が進められるとき、そこには誰かによる意図的な何らかのアクションが行われます。そして、そのアクションがどのように効率改善をもたらすのかを明らかにしていくことがアクションリサーチというわけです。

　このような研究を進めていくとき、**何度も立ち止まって状況を振り返る（リフレクション）**ことが必要となります。「職場で何が起きているのだろう？」→「職場や仕事内容などを全体的に見たとき、効率が悪いことが問題のようだ」→「では、どのように改善できるだろうか？」→「改善策を行ってみよう」→「改善策を試しているけれども果たして改善に向かっているのだろうか？」……という具合に考えながら研究を進めるのです。研究を進めるには、現場の人に質問紙による実態調査を行ったり、インタビューを行ったり、あるいは現場を観察したりといった方法をとることができるでしょう。

しかし、アクションリサーチは、研究の方向性（ねらい）、研究者の立場（立ち位置）、研究の組み立て方（計画）、研究の進め方（プロセス）などが他の研究とは大きく異なるのが特徴です。これらの特徴については詳しく後述します。

2．アクションリサーチの位置づけ

　アクションリサーチはさまざまな方法で進めることができますが、研究デザインとしてはどのような位置づけにあるのでしょうか。

① 研究の種類

　それぞれの研究には拠って立つところ（パラダイム）があり、量的研究[5]と質的研究[6]はそれが異なるからこそ区別されています。アクションリサーチは古典的な自然科学的研究[7]とは異なり、質的研究のひとつと考えられていますが、純粋にそうともいえない部分があるのです。

　アクションリサーチが質的研究のひとつでもあると考えられる理由は、リアリティあふれる現場をとらえ、現場に起こる変化やその意味をとらえるのにあたり、単に数字で表すのではなく、**その場に生じている世界を生々しく全体的にとらえようとするもの**でもあるからです。Speziale（2007b）は質的研究の特性として、以下の6点をあげています。

5. 量的研究
実証主義という哲学的立場のもとに成り立ち、客観的・演繹的アプローチをとる。数値で示される変数を用い、統計学的方法によって変数間の関係や変数間の因果関係を明らかにし、あるパターンや傾向から現象を説明したり予想することに重点をおく。統計学的方法は、平均、標準偏差、相関係数などを求め、変数間の有意な関係性を検定するために用いられる

6. 質的研究
全体論的・哲学的立場のもとに成り立ち、主観的・帰納的アプローチをとる。数値や統計学的方法に頼らず、自然主義的アプローチのもと、参加観察やインタビュー、文書などによるデータから現象を記述し、その意味を明らかにすることに重点をおく。自然主義的アプローチでは、現象をあるがままに観察し、研究者自身が測定用具となり現場で研究が行われる。一般化を求めるのではなく、個々の現象を解釈する立場をとる

質的研究の特性
● 1つの真実ではなく複数の現実を探究すること
● 現象を探究すること
● 参加者の物の見方に立つこと
● ありのままに近づく方法をとること
● 研究プロセスへの研究者の参加
● 参加者の声が豊富に含まれたデータを文字で表すこと

7. 自然科学的研究
自然科学は「科学」と同義で用いられる場合が多く、科学的方法をとる研究を指す。その方法は経験に基づき、実験や観察を重視し、数学的手法に依存することが多い。客観的な普遍性を追究し、因果関係を求めるといった特徴がある

アクションリサーチもこれら質的研究の特徴をもっており、その意味で質的研究のひとつに位置づけることができそうです。しかし、振り返りながら状況を判断し、問題点を探るという側面ももっていることから、**批判的研究**に位置づくという見方もあるのです (McNiff & Whitehead, 2002)。

こうしたことから、現場に変化をもたらすことを目指す研究であり、問題解決型であり、アクションや批判を伴う研究であるだけに、純粋に質的研究であるとは言い難く、単に方法論としてではなく、研究デザインとしてとらえる必要があるとの指摘があります (Thorp, 2001/2001；Morton-Cooper, 2000/2005)。

② 他の質的研究との違い

アクションリサーチは質的研究としての一面をもっている一方で、他の質的研究とも区別することができます。

多くの質的研究は、人々の生活が織りなす現象をありのままにとらえようとします。その際、研究者は「ここで起きていることは何だろう？」と現象を注意深く理解

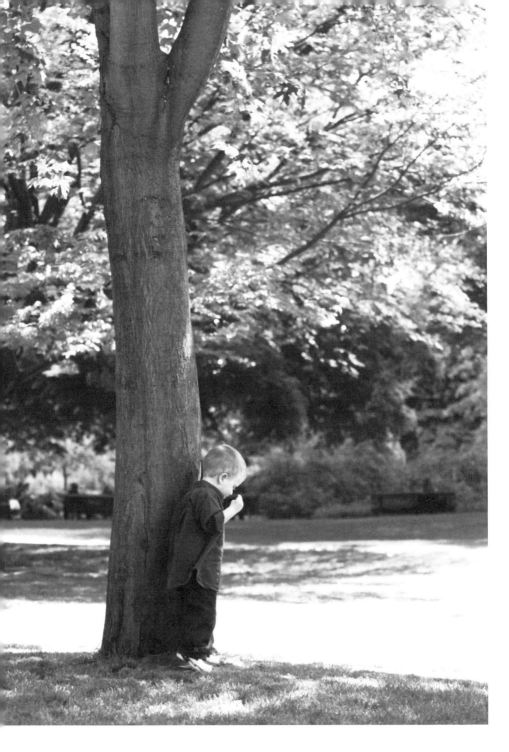

しようとします。

　多くの質的研究の場合、現場の人の様子を観察させて
もらったり話を聞かせてもらったりすることで、現場の
人に「参加者」として一部参加してもらいますが、恐ら
く参加者は、研究者と共にその研究を担っていると考え
ることはありません（遠藤・新田，2001）。

　しかし、アクションリサーチでは、**現場の人に実際に
研究に加わってもらいます**。時には主役になってもらい
ながら、共にアクションを通して現場を変える努力をし
ます。そこに、他の質的研究と異なるアクションリサー
チならではの特徴があるといえます。

　たとえば、公園にいる子どもたちの遊びが、子どもに
とってどのような意味があるのかを明らかにするために、
質的研究を行うとしましょう。その場合、密着取材のよ
うに、子どもに近づいたり遠ざかったりしながら、子ど
もの遊びをできるだけ中断させずありのままの様子を観
察するかもしれません。

　そこでは、子どもが遊ぶ自然な姿を変えてしまわない
ようにかかわることでしょう。あるいは、子どもに直接
話を聞いてみるかもしれません。子どもが遊ぶ場に研究
者がいることである種の影響を与えはしますが、研究者
はあくまでも観察者であり、話を聞く者であり、子ども
の遊びをあえて変化させることを目的とはしません。こ
ういった方法を通して子どもの遊びや遊びの意味を知ろ
うと努めます。

　一方、アクションリサーチの場合、子どもの遊びがあ
まり発展していないことを問題視し、より発展する方法
を探り実践してみたとき、子どもたちがどのように遊び
を変化させるのかを明らかにする研究となるでしょう。

その場合、子どもが遊んでいる状況を変えるきっかけとなるアクションが研究者によってなされます。

　そこでは、研究者も子どもたちの遊びの輪に入って新しい遊びを提供するかもしれません。新しい子どもたちを連れてきて一緒に遊ばせてみるかもしれません。子どもたちと一緒に新しい遊びを考え、その遊びを実際に行ってみるかもしれません。このとき、子どもたちもその場を変える主役になるのです。このようにアクションリサーチでは、研究者とその場にいる人との働きかけを通して現場を変えていこうと努めます。

　このように、**アクションリサーチと他の質的研究とでは、研究者の立ち位置が異なります。**このような違いはアクションリサーチを特徴づけるもののひとつであるとともに、アクションリサーチを行う際の配慮や危険を考える必要性も示しています。

3．アクションリサーチの構造

　アクションリサーチはさまざまなアプローチのしかたがあるため、ある一定の定義がなされていません。そこでここでは、これまでにアクションリサーチを体系づけてきた主な研究者の見解から、アクションリサーチの特徴を踏まえた構造を示すモデルをいくつか紹介します。

① Lewinによるアクションリサーチ

● 目　的

　Lewinは、アクションリサーチとはすなわち、「社会行動の諸形式の生ずる条件とその結果との比較研究であり、社会行動へと導いていく研究」(1946/1971, p.271)

と述べています。つまり、社会における人の行動が変化することを目指していることがわかります。

　Lewinによると、アクションリサーチの研究プロセスは、①計画 (planning)、②実施 (action)、③偵察 (reconnaissance) または事実発見 (fact-finding) という3つの要素からなり、それが途切れることなく繰り返され、循環サイクル型であることを強調しています。

　アクションリサーチの要素はLewinが提唱したものが原型となり、その後さまざまな研究者によってアクションリサーチを特徴づける要素が説明されるようになりました。

　Lewinは、アクションリサーチの研究プロセスであるらせん状の循環構造について次のように説明しています。

　「計画はふつう一般的構想ともいうべきものから出発する。（中略）だから第一段階は、その構想を利用可能な手段と睨みあわせて注意深く検討することである。しばしば状況についてもっと多くの事実発見が要求される。このような計画の第一期が成功すると、二つの事項が浮かび上がってくる。すなわち、いかにして目的に到達するかという『全般計画 (overall plan)』、第二には、行動の第一段階について決定を行うことである。ふつうこのような計画がもとの構想をいくらか修正する場合もある」(Lewin, 1946/1971, pp.247-276)

● 第1段階 ▶ 構想を練る段階

　まず目的を明確にし、達成手段を検討します。次に、どのようにしたら目的が達成されるか、全体を見通した計画（**全般計画**）を練り、目的を達成するための行動を決めます。これらを検討する過程で、状況を偵察し新たな事実が発見されることがあり、最初に練った構想に修正が加わる場合もあります。

　ここで重要なのは、構想を練る段階で状況を「**よく知る**」ということと、知り得た状況を踏まえて最初の計画を「**練り直す**」作業が必要であるという点です。計画が状況に即したものであるか振り返ることが求められます。

　状況をよく知り、計画を練り直すためには、偵察または事実発見という作業が必要です。これは**リフレクション（内省、省察、振り返り）**[8]を表しており、アクションリサーチを特徴づけるもののひとつです。

● 第2段階 ▶▶ 全般計画を実施する段階

　この段階には、常に状況をとらえ直す作業としての偵察または事実発見が含まれています。実施段階で偵察または事実発見することで、①期待している目標にどれだけ近づいているのか実施している行動を評価し、②実施している行動の長所や短所について新たな見通しが得られ、③実施段階を正しく計画することに役立ち、④全般計画を修正することに役立ちます。

　実施段階においても、状況をとらえ直しながら実施計画そのものを練り直すことが重要になってきます。通常の研究では、研究計画を立てた後はその計画を変えることなく忠実に実施していくことが求められますが、アクションリサーチは**研究途中で計画が再検討されてもよい**

8. リフレクション
　reflection

教育哲学者John Dewey
の実践的認識論に基づ
く、リフレクティブシン
キングに由来した概念。
さまざまな研究者の定
義があるが、内的に吟
味する過程において自
己の意味づけを行った
り、経験を振り返り吟
味したりする過程と考
えられる。「リフレク
ト」という語源は、過ぎ
去ったことを振り返
り、心に描かれたこと
を呼び戻したりして、
注意深く考えることや
黙想することを含む。
したがってリフレク
ションとは、単なる振
り返りや反省ではな
く、意図的かつ入念に
意味づけを行うプロセ
スを指す

のです。むしろ、そうすることが求められています。

● 次の段階　▶ ▶ ▶ 次の段階に進みます

　再び、計画、実施、偵察または事実発見が繰り返され、前の段階を評価するとともに、全般計画の再修正につながります。このようなプロセスを、「一段一段が、計画、行動、および行動の結果についての事実発見という循環過程からなるところの螺旋として進行していく」(Lewin, 1946/1971, p.276) と述べているように、Lewinは、アクションリサーチの**研究プロセスは循環する**ことを強調しています。

❷ Greenwood & Levinによるアクションリサーチ

● 要　素

　人類学領域のDavydd Greenwoodと社会学領域のMorten Levinは、アクションリサーチを社会的な研究と位置づけています。そして、アクションリサーチは、①**研究**(research)、②**アクション**(action)、③**参加**(participation) という3つの要素が含まれると述べ、いずれかが欠けていては成り立たないと述べています (Greenwood & Levin, 1998) (**表1**)。

表1　Greenwood & Levinによるアクションリサーチの要素

研究(research)	アクションリサーチは、知識を創造するのに最も強力であるという立場をとる
アクション(action)	グループ、組織、地域にある状況を、より自己管理型で民主的な状態に変えることを目的としている
参加(participation)	民主性に価値をおいた参加が強調されている。アクションリサーチは、そこに加わるすべての人に役割をとる参加型プロセスである

(Greenwood, D.J., & Levin, M. (1998). Introduction to action research. Thousand Oaks, CA: Sage Publications, pp.7-8より)

これら３つの要素から、アクションリサーチは、集団
や組織、地域といった社会の状況から改善すべき点を研
究課題とし、改善するためのアクションを計画・実施し、
実際に変化を起こすことを目的とする研究であるとみる
ことができます。また、アクションリサーチは、研究者
に加えて当事者が参加することに特徴づけられているこ
ともわかるでしょう。

● プロセス

　Greenwood & Levin (1998) はアクションリサーチ
のプロセスを、大きく分けて２段階で説明しています。
それによると、第１段階は、最初の研究課題（研究疑問）
を明確にする段階です。第２段階は、変化をもたらす行
動を起こし継続させ、意味の構築を行います。しかし、
研究課題の明確化は終わることがなく、最初の研究課題
が変わっていくことが強調されています。

　Greenwood & Levin (1998) は、アクションリサーチ
で実際にアクションに携わる人を**内部の人** (insider)
と**外部の人** (outsider) に分けています。

　内部の人は、現場で問題や課題を抱えている当事者を
指します。外部の人は、問題や課題を解決するために、
内部の人と一緒にプロセスを踏む研究者を指します。同
じ研究プロセスを踏むという点で両者は平等な立場にあ
りますが、内部の人は変化が起きるその現場に生きる一
方、外部の人は現場から離れるという大きな違いがある
と述べています。

　内部の人、外部の人というとらえ方をすると、研究者の
立場、役割、影響を慎重に考慮しなければならないことに
気づかされます。これらのプロセスモデルを図１に示します。

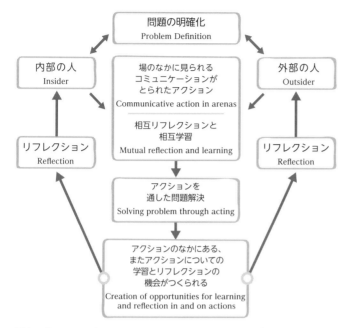

図1　Greenwood & Levinによるアクションリサーチモデル

(Greenwood, D.J., & Levin, M. (1998). Introduction to action research. Thousand Oaks, CA: Sage Publications, p.116より)

③　Kemmisによるアクションリサーチ

● 要　素

Stephen Kemmisは教育学領域の研究者です。Carr & Kemmis (1986) によると、アクションリサーチは、自らの実践、実践の理解、実践が行われる状況に関する改善を目的とし、その現場にいる人の参加によって行われる、自分を見つめ振り返る**自己内省型 (リフレクション) 研究**であるとされます。

そして、①**計画** (planning)、②**行動** (acting)、③**観察** (observing)、④**リフレクション** (reflecting)、⑤**再計画** (re-planning) という5つの要素でアクションリサーチを説明しました。

●プロセス

Kemmis & McTaggart (McNiff & Whitehead, 2002) によるサイクル型で継続したプロセスが特徴的なアクションリサーチのモデルを図2に示します。

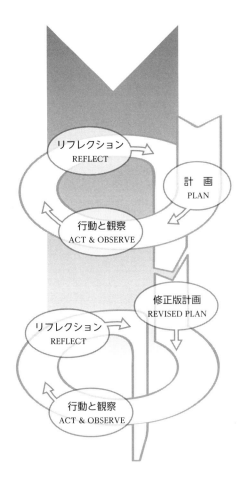

図2　Kemmis & McTaggartによるアクションリサーチモデル

(McNiff, J., & Whitehead, J. (2002). Action research: Principles and practice(2nd ed.). London: Routledge Falmer, p.45より引用改変)

このプロセスは、最初にどのような問題（課題）があるのか、アクションリサーチに携わるメンバーの共通理解となるものを探る「リフレクション」から始まります。次に、慎重に検討された行動と変化の評価を含む「計画」を練ります。続いて、計画された「行動」に移りますが、実際の現場で起きることが特徴です。そのうえで、計画で練られた変化が実際に起きているのかを「観察」し、当初練られた計画を再検討して「再計画」を立てます。この一連のプロセスが循環的に続いていきます。

④ Stringerによるアクションリサーチ

● 要　素

　Ernest Stringerもまた教育学領域の研究者です。Stringer (2007) によると、アクションリサーチとは、ある特定の問題を解決する系統立てられたアクションを行う人を含んだ、**共同アプローチ**による研究であると述べています。

　Stringerはアクションリサーチのプロセスを、①**見る (look)**、②**考える (think)**、③**行動する (act)** という3つの要素から説明しています。

● プロセス

　Stringerの3つの要素をもとにしたアクションリサーチのプロセスを表2に示します。これら3つの要素が1つのセットになって循環するという、サイクル型のプロセスを踏みます（図3）。

　アクションリサーチに携わる人は、1つのセットが終わると再び「見る」ことをし、リフレクションしながら再評価し、先の行動を修正して再び「行動」するという

表2　Stringerによるアクションリサーチの３つの要素

見　　る	適切な情報を集める 状況が見えるようにする……状況を特定し説明する
考 え る	探究し分析する……何が起きているのか？ 解釈し説明する……なぜ？　どのように？
行動する	計　　画 実　　施 評　　価

(Stringer, E.T. (2007). Action Research (3rd ed.). CA：Sage Publications, p.8より)

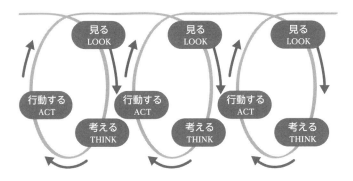

図3　Stringerによるアクションリサーチモデル
(Stringer, E.T. (2007). Action research (3rd ed.). CA：Sage Publications, p.9より)

プロセスを踏みます。そして、このプロセスは常に続いていきます。

4．アクションリサーチの種類

　哲学的基盤や問題の取り上げ方、参加のしかた、理論の生成、知識の生成などの視点から、アクションリサーチはさまざまな種類に分類されています。ここではそのいくつかを紹介します。

表3　Holter & Schwartz-Barcottによるアクションリサーチの分類

アプローチ	テクニカル アプローチ	ミューチュアル アプローチ	エンハンスメント アプローチ
哲学的な 基　　盤	実証科学	歴史的解釈学	批判科学
問　　題	問題は最初から 定義されている	問題は状況の なかで定義される	問題は状況の なかで明確な 価値観に基づい て定義される
共　同　の 焦　　　点	学問的な知識や 理論	相互依存的な 理解	相互依存的な 解放
理　　論	確認、精錬化、 演繹的	新しい理論、 帰納的	確認、精錬化、 演繹的、新しい 理論、帰納的
生成される 知識のタイプ	予測的	記述的	予測的、記述的

(Holter, I.M. & Schwartz-Barcott, D. (1993). Action research: what is it? how has it been used and how can it be used in nursing? Journal of Advanced Nursing, 18, 298-304／嶺岸秀子・遠藤恵美子（2001）．看護におけるアクションリサーチ総説．看護研究, 34(6), 451-463より)

❶　Holter & Schwartz-Barcottによる分類

　看護研究者でもあるInger Margrethe HolterとDonna Schwartz-Barcottは、研究の拠って立つ哲学的基盤や、研究者の立ち位置、参加のしかたなどの面から、アクションリサーチを、以下の3種に分類しています（Holter & Schwartz-Barcott, 1993）（表3）。

● テクニカルアプローチ

　テクニカルアプローチ technical collaborative approach によるアクションリサーチは、実証主義の立場に立ち、帰納的[9]というよりは演繹的[10]な考えのもと、理論が実践の場に適しているかどうか、理論の検証や精錬化を目指しているといえます。

9. 帰納的
個別的で特殊な観察事例から、より大きな全体または一般的な法則を見出そうとする推論方法。また、演繹的推論を除いた、不確かさを含む経験や情報から結論を導き出す推論も指す。帰納的な考えでは、前提が真実であっても必ずしも結論が真実であるとは限らない

10. 演繹的
一般的・普遍的な前提から、より特殊かつ具体的な結論へ向かう推論方法。大前提と小前提から結論を導き出す三段論法が代表例。演繹的な考えによると、一般的な原則に基づいて予測や仮説を組み立てることができ、前提が真実であれば結論も必然的に真実となる

テクニカルアプローチでは**研究者が主導権**をもち、現場が抱える問題を明らかにしたうえで、理論的枠組みに基づいて練ったアクションが実践されます。仮説を立て、現場の人が実践し、その効果を明らかにするというものです（遠藤・新田，2001）。この場合、研究者は外部者として現場に入っていくため、現場の人の研究参加への関心を得ること、共同で進めることへの了解が重要となります。

● ミューチュアルアプローチ

　ミューチュアルアプローチ mutual collaboration approach によるアクションリサーチは解釈学的、全体性を重視した哲学的基盤をもち、帰納的な考え方に立っています。

　mutualという言葉には「相互依存」という意味合いがあります。ですから、ミューチュアルアプローチの場合、研究者も現場の人もどちらも**同等の立場**にあり、両者が研究参加者となります。現場の問題を明らかにするとき、計画を練ったり再検討したりするとき、実施するとき、見えてきたことを理解するときなどそれぞれの過程で、互いに理解しあい進めていきます。**互いの了解による意思決定**をしながら、研究プロセスを共にするのです。

　ミューチュアルアプローチの場合、現場の人が問題視していることを発端とし、現場の人が目指したいことに焦点を当てて研究が進んでいきます。全体性を重視していることから、現場の変化は、全体の変化をつくり出す個々の変化が織りなすことを考える必要があります（遠藤・新田，2001）。

したがって、看護の研究においてMartha Rogers[11]の提唱した「統一体としての人間 unitary human being」をミューチュアルアプローチの理論的基盤においている場合もあります（遠藤・新田，2001）。

● エンハンスメントアプローチ

エンハンスメントアプローチ enhancement approachによるアクションリサーチは、批判理論[12]が哲学的基盤になっています。

研究者は、現場の人がリフレクションして問題を特定できるように促します。たとえば、現場の人が想定していることや価値観について問いを投げかけ、現場の人が実際に行っている実践を支配している暗黙の規範との食い違いに気づき、自らリフレクションできるような方向に導きます。つまり、根底にあるけれども気づいていない価値観、規範、葛藤といったものを表舞台に出し、**自らを啓発する**ことに重点がおかれています。個人的な規範や文化的規範の変化に焦点が当たっているのは、価値観や規範が変化して新しい文化に変わることで、現場での実践も変わると考えられているからです（遠藤・新田，2001）。

このような特徴から、エンハンスメントアプローチでは研究者が主導権をもつことになりかねませんが、研究者も現場の人も**共同関係を確立する**必要があります（稲吉，2001）。

② Hart & Bondによる分類

民俗学領域のElizabeth HartとソーシャルワーカーのMeg Bondは、Holter & Schwartz-Barcottに

11. Martha Rogers
人間と環境の相互作用を対象にした看護科学論を説いた看護理論家（1914-1994）。Rogersの看護科学論は、看護の原理、看護の世界観、看護の哲学を示す。unitary human beingを提唱し、人間を部分の総和以上の統一された全体ととらえるという哲学的枠組みから看護を説いた

12. 批判理論
20世紀にドイツのフランクフルト学派によって展開された社会学理論のひとつ。批判的理論そのものはヘーゲル哲学に由来する批判（critique）に価値をおき、社会における人間解放のため真理の現存形態の正体を見抜き、暴露するという肯定的な役割を担う意味での「批判」を強調している。批判の概念は、風習や文学、文化などについて否定的に判断することを意味する語源に由来しているが、単純な粗探しを指すものではなく、批判を通して、社会のあり方や枠組みを問い直し、変えていくことを目指す

よる分類に、よりダイナミックさを求め、新たな枠組み
でアクションリサーチの種類を分類しています (Hart &
Bond, 1995)。

　Hart & Bondの分類は、社会状況を1つの枠組みと
し、社会状況と一致しているのか、あるいは対立・葛藤
しているのか、左右対極に据え、社会状況と一致してい
る側から対立・葛藤している側に向かって、4つのアク
ションリサーチのアプローチを示すことで、以下の4種

表4　Hart & Bondによるアクションリサーチの分類

一致型社会 ←		実験的	組織的
アクションリサーチの類型		実験的	組織的
特徴的な領域	教育的な視点	再教育 社会科学を発展させる／行政支配と社会変革により一型社会を目指す	再教育・訓練 経営支配と組織変革を強めて一致型社会を目指す
		行動と結果の相関関係を推論する；グループダイナミックスのなかで原因となる要因を明確にする	変化への抵抗を克服する／管理者と作業者間の力関係を新たに構成する
		社会科学に偏り／研究者中心	経営に偏り／顧客中心
	問題の焦点	社会科学理論と社会問題をつき合わせることで問題が浮上する	最も勢力のある集団が問題を明確にする；問題のいくつかは作業者と協議される
		成果は社会科学の用語で定義される	成果は経営者が定義する
		問題は対象者集団の行動のなかに見出される	問題は作業者集団の行動のなかに見出される
	改善とかかわり方	成果は管理され、改善点は合意のうえで明確化される	成果は具体的で、改善点は合意のうえで明確化される

(Hart,E., & Bond,M. (1996). Making sense of action research through the use of a typology. Journal of Advanced Nursing, 23, 154 ／嶺岸秀子・遠藤恵美子 (2001). 看護におけるアクションリサーチ 総説. 看護研究, 34(6), 457より)

に分類しました。

> ### Hart & Bondによるアクションリサーチの分類
>
> ①実験的 (experimental) アクションリサーチ
>
> ②組織的 (organizational) アクションリサーチ
>
> ③専門職的 (professionalizing) アクションリサーチ
>
> ④エンパワリング (empowering) アクションリサーチ

	➡対立・葛藤型社会
専門職的	エンパワリング
内省的な実践 専門職の力を高め、個人の仕事を制御する能力も高める	意識を強化する 利用者の力を強化して力関係を一転させ、構造改革を促進する
専門職集団が力を出していけるようにする;患者・クライエントの代理人として擁護する	抑圧された集団が力を引き出していけるようにする
実践家中心	利用者・実践家中心
専門職集団が問題を明確にする;問題のいくつかは利用者と協議される	より力の弱い集団が問題を提案して論議し、明確にする
成果は論議されて、専門職的に明らかにされる	現実と理念が一致されて明確になる
問題は実践家集団の行動のなかに見出される	問題は限定された集団の経験のなかに見出される
利用者の代理人である専門職者らによって現実的な改善点が明確化される	交渉による成果を目指して複数の項目について改善点があがる;(利用者の)既得権益が考慮に入れられる

このうち、実験的アクションリサーチはテクニカルアプローチに類似しており、エンパワリングアクションリサーチはエンハンスメントアプローチに類似しています（嶺岸・遠藤，2001）。

さらに、アクションリサーチの特徴を踏まえ、3種類の領域を組み込みました。それらは、①教育的な視点に立っているもの（educative）、②問題に焦点を当てているもの（problem focus）、③改善とかかわり方によるもの（improvement and involvement）、です。これらの分類を表4に示します。

Hart & Bondはこれらの分類を示していますが、そのアクションリサーチが個々に独立して明確に区別されるのではなく、それぞれ重なることを強調しています。ですから、いずれかの分類に当てはめようとするよりも、何を目指そうとしているのか、何に焦点を当てようとしているのか考える際に、アイデアを提供する枠組みとして活用できるものと考えます。

③　その他の分類

前述の3者以外にも、アクションリサーチの分類は研究者によってさまざまに紹介されています（表5）。

5．アクションリサーチの原理

研究者らによってさまざまなアクションリサーチの要素やプロセスがあることを紹介してきましたが、ここからある共通した特徴が浮かび上がってきます。

どのアクションリサーチにも共通している事がらとして見出せるのは、以下の3つの特徴です（Pope & Mays,

表5　アクションリサーチの分類

分　類	理論家	特　徴
協働型 Cooperative inquiry	J. Heron (1996)	● 現象学が哲学的基盤 ● プロセスにすべての関係者（研究者や現場の当事者）が完全な参加をする ● 研究者と実践者は互いのパートナーとなる ● 研究者と実践者（参加者）は共に新しい知識をつくり上げていく
参加型 Participatory action researc	W. F. Whyte (1984)	● 葛藤や批判理論が基盤 ● 研究者と実践者（参加者）がミューチュアルな関係によって相互に研究に参加する ● 課題を見つける段階や実践に移る段階など、研究者と実践者は共同または協働して意思決定をしていく
地域密着型 Community-based action researc	E. Stringer (1999)	● 人々が問題やストレスを抱えるのは、日々の生活のなかにあるという考え。 ● 限局された特定の現場が焦点 ● 教育者、ソーシャルワーカー、看護師、組織のリーダー、人事課の職員などによって、職場活動の改善や、危機の解決、特別なプロジェクトを立ち上げるなどの問題解決に多く応用されている
アクションサイエンス Action science	P. Reason (1988)	● 組織での系統立てた変革を導くようなアクションを行うこと ● ガイドとなるアクションの理論を明らかにすることが強調されている ● 実践者らが理論や方法論を構築し得るようなテーマを導き出すこと、つまり理論が実践を導くことを示すような研究

(Speziale,H.S., & Carpenter,D.R. (2007). Qualitative research in nursing :advancing the humanistic imperative (4th ed.). pp.329-330. PA :Lippincott Williams & Wilkinsをもとに作成)

2000/2001, p.63)。これらの特徴がアクションリサーチのすべてのプロセスに反映されているはずです。

アクションリサーチの3つの特徴

① 研究者が現場に入り、その現場の人たちも研究に参加する「参加型」の研究である

② 現場の人たちとともに研究作業を進めていく「民主的な活動」である

③ 学問（社会科学）的な成果だけでなく「社会そのものに影響を与えて変化をもたらす」ことを目指す研究活動である

6．アクションリサーチによる知の生成

アクションリサーチの出発点や研究から生成される知という視点で見ると、アクションリサーチには以下の5つの特徴があると考えられています (Reason & Bradbury, 2008) (図4)。

知の生成という視点から見たアクションリサーチの特徴

① 実践から湧き上がる問題に着目することに始まる (practical issues)

② 参加型であり、民主的である (participation and democracy)

③ 実践のなかにある知が構築される (knowledge-in-action)

④ 個人や地域にある人の人生の繁栄を目指す (human

---

flourising)

⑤知の創出過程 (emergent developmental form) である

Reason & Bradbury (2008) は、アクションリサーチの知が生まれる過程は、時に予測不可能であるとも述べています。しかし、これは決して計画性のなさを示すものではありません。研究が繰り広げられる場は人が生活をしている場であり、今起きていることが次の瞬間には変わってしまうかもしれません。研究者や現場の当事者がどれほど注意深く慎重に計画を練ったとしても、どのような相互作用がそこに生まれるかは**想定範囲を超えることがあり得る**のです。

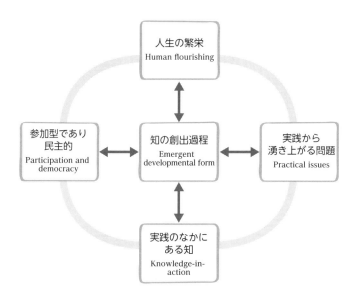

図4　知の生成という視点から見たアクションリサーチの特徴

(Reason, P., & Bradbury, H. (eds.) (2008). The SAGE handbook of action research. CA: Sage Publications, p.5より)

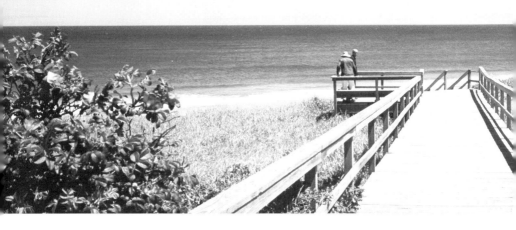

　いわば、ミュージシャンや芸人が観客を前にライブパフォーマンスをするときと同じような相互作用があるのではないでしょうか。緻密な計画を立てても、観客の反応はその時々で異なるでしょうし、予想外に大きな反響を得てパフォーマンスが豊かなものになる場合もあれば、想定していた反応が得られず急遽その場でパフォーマンスのしかたを変更しなければならなくなるかもしれません。

　アクションリサーチにおいても、研究者や当事者が人間である以上、**その時、その場で生まれる相互作用は異なります**。そのような生きた時間の流れのなかでアクションリサーチは展開されます。だからこそ、研究プロセスの途中でそのつど方向性を再検討したり、計画を修正したりする必要があるのです。

　そのようにしてアクションリサーチから生まれる新しい知は、日々の生活のなかから生まれたものであり、

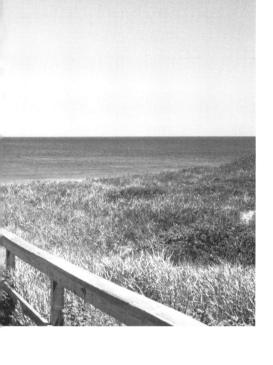

個々がその時々に問いを立てていくことを通して発展して
いきます。また、アクションリサーチは新しい知を導
き出すのみならず、知を創出する新しい能力の開発へも
導くと考えられています (Reason & Bradbury, 2008)。

Ⅲ. アクションリサーチの魅力

1. アクションリサーチの魅力

　看護学分野でもアクションリサーチを手がけた研究が
近年多くなってきています。なぜ看護においてアクショ
ンリサーチが広まってきているのでしょうか。アクショ
ンリサーチにはどのような魅力があるのでしょうか。考
え得るものをいくつかあげてみました。

❶ 実践が基盤にある

　これまで述べてきたように、アクションリサーチは実践の場から出発します。取り組むべき状況がそこになければ始まりません。「現場で、いま」行われている実践に注目しているのがアクションリサーチの特徴でもあります。現在の実践を理解したり、どんな実践に取り組むべきか検討したり、実際に実践したり、実践から得られる変化を見つけたり——こうした**すべての過程の基盤は実践**にあります。

　いままで自分が行っていることを振り返る余裕がなかったかもしれません。自分が行っているのは特別なことではないと思ってきたかもしれません。何も問題を感じてこなかったかもしれません。そうした実践を表舞台に立たせることができるのがアクションリサーチです。

　筆者は医療施設でアクションリサーチに取り組むグループのサポートをしていますが、現場が変わることを体験したスタッフが看護実践の面白さを見出す様子も垣間見ています。このように実践に光を当てることで、その意義や魅力が当事者にも伝わるのではないでしょうか。

❷ 実践と理論を橋渡しする

　研究者の理論が実践に及ぼす効果をみる研究は多くあります。しかし、その場限りの調査も多く、理論が現場に根づいて実践が継続するまでを見つめる研究はそれほど多くありません。また、理論が実践に有効であるか否かは、現場で実践してみないとわかりません。以下にひとつ例をあげてみましょう。

　患者さんと家族がいら立っていることに気づいたあなたは、何とかそのいら立ちを緩和したいと思いました。

そこでいろいろな文献を調べると、リラクゼーションがいら立ちを緩和させることを明らかにしたある理論に出合いました。リラクゼーションの種類を調べたり、リラクゼーションのプロに話を聞くなどし、リラクゼーションの理解を深めたあなたは、あるリラクゼーション法に注目しました。その方法は理論上、たいへん有効なリラクゼーションになることがわかっています。しかし、実際にその患者さんや家族に行ってみなければ、本当にリラックスするかどうかはわかりません。そのため、果たして自分が知り得たことが患者さんと家族のためになるかどうかトライ（実践）することは意味あることといえます。

このような意味で、実践の科学である看護において、理論と実践を結びつけることは欠かせないものです。アクションリサーチは理論的に根拠のある実践を現場で行ってみることで、**理論と実践を結びつける**ことができる研究となるのです。

❸ オーダーメイドである

アクションリサーチ以外の研究では、現場に研究者が入って調査を行うとき、質問紙調査や観察、インタビューを通して現場の様子が研究者に伝えられ、実践の様子が明らかにされます。しかし、それは必ずしも、いま現場の人々が問題だと感じていることを取り上げているとは限りません。そのため、「研究の場を提供する」という感覚を拭えません。

一方、アクションリサーチは、現場が取り組みたいことを手がけることができます。しかも、どのような道筋で取り組むかは、現場の状況にぴったり合ったもの

（オーダーメイド）です。

　アクションリサーチは、特定の現場（あるグループ、部署、組織、企業など）に起きている特定の状況に対して、特定のアクションを通して現場に即した変化を期待します。そのため、アクションリサーチの進め方も、そこから得られる結果もその現場に特有のものです。別のグループや部署では通用しないプロセスを踏んでいるかもしれません。

　このように述べると、ある疑問が生じてくることでしょう。自身の現場を変えていった非常に有意義な研究が、他の研究にも当てはまるかどうかを問う一般性をどのように考慮したらよいかという点です。一般性を見出せないとなると、その研究には意義がないのでしょうか。

　これについては、アクションリサーチが特定の現場密着型であり、その場に生じる変化はそこにいる人々と環境が織りなすという理論的背景からも、**一般性を求めるものではない**と考えられています（Stringer, 2007）。

　むしろ、現場の状況にどれだけ適していたのか、その現場に変化が見られたかという点に焦点が向いており、このことからもアクションリサーチは、まさにすべてのプロセスにおいてオーダーメイドだといえるでしょう。

④　タイムリーである

　アクションリサーチを計画するときは、現場で、いま何が起きているのかに注目し、そこに焦点を当てていきます。そのため、困っている状況や問題が浮上している状況を引き延ばすことなく取り組むことができます。現場にとってはたいへんタイムリーといえるでしょう。

　他の研究の場合、研究で得られた結果を異なる現場に

そのまま取り入れるには難しさが伴います。研究結果が
そもそも、異なる現場に取り入れられるかどうか、また
どのように応用できるかを検討する必要があるからです。
　一方、アクションリサーチの場合、研究が終了すると
きには、すでに状況が変わっているという何らかの結果
が得られています。ですから、現場の人にとってはアク
ションリサーチが進むなかで状況の移り変わりを体験す
ることができます。また、最初に問題視したことが改善
されていくのですから、**研究結果を即現場に役立てる**こ
とができるというメリットもあるといえます。

⑤　ライブ感覚にあふれている

　アクションリサーチでは取り組みの間、研究者も現場
にいる人も、現場が日々どのように移り変わっていくの
かを絶え間なく見つめています。アクションリサーチに
携わるすべての人は当事者としてその場の出来事を目の
当たりにします。それは研究の可視化ともいえるで
しょう。
　他の研究方法では、現場で起きていることであっても
分析するのは研究者のため、どういうものをつくり上げ
ているのかは研究が終わってみないとわからない面があ
ります。また、現場の人たちは、自分たちがこの研究に
どう貢献しているのかわからないということも多いで
しょう。その点アクションリサーチであれば、**研究をつ
くり上げているのは現場の私たちだという意識**が得られ、
日々の生活を送りながら、どのように変わるのかに注目
することができます。
　また、研究を進めるうえでは、取り組んでいる自分が
何を体験し、何を考えているのか、当事者は何を体験し

ているのか、その現場に何が起きているのかについて、個人の体験として、また集団の体験として詳細に記述していかなければなりません（Reason & Bradbury, 2008）。このとき、その場の様子や人の考えをありありと表現し、当事者たちの世界に入り込めるような描写が必要です。その時、その場の出来事を大切したライブ感覚にあふれた研究であるのもアクションリサーチの魅力です。

2．アクションリサーチの規模

　アクションリサーチを行うにあたり、どれほどの人数の規模がふさわしいのかという疑問があることでしょう。ところが、アクションリサーチに適した規模というのは規定されていません。既存の研究を見ても、さまざまな規模で行われています。

　アクションリサーチが始まった初期は、いくつもの工場の労働者や地域連盟に加わる人々などを対象に行われていたため、その規模はたいへん大きなものでした。また、その後も社会学者による研究が多かったこともあり、ある地域がまるごとアクションリサーチの場になるようなケースもありました（Greenwood & Levin, 1998）。

　一方で、看護におけるアクションリサーチをみると、ある医療施設の1つの部署や、特定の教育プログラムの関係者、特定のケアを受ける患者など、ごく一部の身近な人たちがアクションリサーチにかかわっています（Kock, Jenkin & Kralik, 2004; Joyce, 2005）。

　ここから考え得るのは、**アクションリサーチの規模は、どのような現場で何に焦点を当てるかによって検討されるべきである**ということです。研究参加者がたとえ少数

であっても、その人たちにとって重要な課題に取り組む
のであればそれは意味があると考えます。

　アクションリサーチが、当事者たちの特定の事がらに
目を向ける研究であるという前提にあるため、規模の大
小によってアクションリサーチの優劣がつけられるもの
ではありません。むしろ、その現場での変化がどのよう
に波紋を広げていくかが重要ではないでしょうか。

3．ケアと場が変わる

　看護の臨床の場でアクションリサーチが行われるとき
とは、その臨床の場が何らかの課題を抱えているときで
す。それは、よりよいケアを目指すものであったり、看
護師がよりよい状態でケアできるようになるためのもの
であったり、看護師がよりよく働ける場所になるための
ものであったりします。あるいは、患者自身が望むケア
の実現を目指すものであったり、看護師の願いを実現す
るためのものであったりします。

　たとえば、Kock, Jenkin & Kralik (2004) は、慢
性喘息疾患を抱える年配者の自己管理能力が高まること
を目指し、参加型アクションリサーチを行っています。
そのなかで患者は、研究者とフォーカスグループによる
集まりをもち、喘息を抱えながら過ごす生活やどのよう
な助けが必要だと思うかなどを話しました。それをもと
に、3つの自己管理方法を考案され、アクションリサー
チに加わった年配者たちにふさわしい具体的な看護を導
き出すことができました。

　このように、アクションリサーチがその**現場のニード
に合ったものだからこそ、その現場を利用する患者や看**

護師にとって的確なケアを導くことができるのです。また、アクションリサーチに加わる人が患者だけであったとしても、患者のニードに沿ったケアであると自信をもって行うことができるのであれば、看護師にとっても満足いくものになるでしょうし、やり甲斐を感じられるようになるかもしれません。

　人と環境は相互に関連しあっているというLewinの考え方があるように、看護師のケアのしかたが変わり、意欲にもつながるのであれば、看護師が働く「場」にも変化が訪れるに違いありません。

4．アクションリサーチをめぐる課題

　ここまで述べてくると、アクションリサーチは非常に理想的な研究方法、看護の現場に適した研究方法であるかのように感じられます。しかし、以下にあげるように課題と目される事がらもいくつかあがります。これらの点を認識し、注意深く臨むことが必要です。

❶　研究者の立ち位置を明確にする
　アクションリサーチがどのように進められるかによって、参加者の招き方、参加者とのかかわり方、実践のしかたなどは異なります。これまで述べたように、アクションリサーチはアプローチのしかたによって種類が異なります。とりわけ、研究者の立場が大きく異なります。ですから始める前に、研究者としてどの立場でアクションリサーチを進めるのかを明確にしておかなければなりません。

　たとえば、ミューチュアルアプローチをとった場合を

考えましょう。ミューチュアルアプローチでは、研究者も参加者も同等の立場と考えるので、あくまでも両者で見出した問題について取り組まなければなりません。研究者が考えた問題点を提示し、研究者が考えた方法で実践したのではミューチュアルアプローチとは異なります。

また、研究として記述していくときも、いかにミューチュアルな関係を築いていったのか、ミューチュアルな方法で意思決定していったのかなどを記していく必要があります。そのためには、アクションリサーチを行うプロセス全般において、ミューチュアルな立場に敏感でいなければなりません。

欧米の文献では、どのアプローチによるアクションリサーチであったかが記載されているものが多く見られます。これならば、研究者の立ち位置を示すことで文献の一貫性を示すことができますし、また文献をクリティークするうえでも有効です。

❷ 現場を批判することにならないか

アクションリサーチには状況分析が欠かせません。そのため、現場で起きていることを丁寧に洗い出す必要があります。アクションリサーチが批判理論を基盤にしていることは前述しましたが、方法によっては、問題は何だろうかと探っていく段階であら探しになってしまう危険もあります。現場のためになる研究をしているはずが、現場の人が抵抗を感じるものになってしまっていては、共に研究を進めていくのは難しくなります。

そのため研究者は、単なる批判にならないような状況分析のしかたや、問題点を共通認識していく方法などに関して技術を磨いておく必要があります。

＊

　本章ではアクションリサーチの源泉をたどり、アクションリサーチの基盤となる理論的背景や、アクションリサーチの構造などをみてきました。また、看護においてアクションリサーチを行う魅力についても紹介しました。

　こうして概観を知ると、アクションリサーチが、研究者だけでなく現場の当事者も参加してつくり上げる新しい研究形態であることがわかると思います。アクションリサーチの台頭は、研究者もこれまでの伝統的な考え方から新しい考え方へのシフトが求められているともいえるのではないでしょうか。

＜文　献＞

Bradgury,H., Mirvis,P., Neilsen,E., & Pasmore,W. (2008). Action research at work :creating the future following the path from Lewin. In P.Reason, & H.Bradbury (Eds.). *The SAGE handbook of action research participative inquiry and practice* (2nd ed.) (pp.77-92). Thousand Oaks, CA :Sage Publications.

Brown,C.L. (2001). Action research :the method. In P.Munhall (Ed.). *Nursing research :a qualitative perspective* (3rd ed.) (pp.503-522). Sudbury, MA :Jones and Bartlett Publishers.

Carr,W., & Kemmis,S. (1986).*Becoming critical :education, knowledge and action research*. London :The Falmer Press.

遠藤恵美子・新田なつ子 (2001). 看護におけるアクションリサーチ :ミューチュアルアプローチの理論. *看護研究*, 34(6), 465-470.

J.Fitzpatrick & M.Wallace (Eds.). (2006) /岡谷恵子訳編 (2009). 看護研究百科. 照林社.

Greenwood,J. (1984). Nursing research :a position paper. *Journal of Advanced Nursing*, 9, 77-82.

Greenwood,J. (1994). Action research :a few details, a caution and something new. *Journal of Advanced Nursing*, 20, 13-18.

Greenwood,D.J., & Levin,M. (1998). *Introduction to action research*. Thousand Oaks, CA :Sage Publications.

Gustavsen,B. (2008). Action research, practical challenges and the formation of theory. *Action Research*, 6(4), 421-437.

Hart,E., & Bond,M. (1995). *Action research for health and social care :a guide to practice*. Buckingham, UK :Open University Press.

Hart,E., & Bond,M. (1996). Making sense of action research through the use of a typology. *Journal of Advanced Nursing*, 23, 152-159.

廣松渉・子安宣邦・三島憲一・宮本久雄・佐々木力・野家啓一・末木文美士編 (1998). *岩波哲学・思想事典*. 岩波書店.

Holter,I.M., & Schwartz-Barcott,D. (1993). Action research :what is it? how has it been used and how can it be used in nursing?. *Journal of Advanced Nursing*, 18, 298-304.

井伊直子 (1999). 被災者の生活立て直しへの援助　仮設住宅における看護活動の実績指標開発. *看護研究*, 32(3), 187-195.

稲岡文昭・西村俊彦・太田茂・千田敬子・福士千代・野方俊郎・小林あきみ・山岸松永 (1999).退院困難な慢性精神分裂病患者への有効な治療的看護介入―改善された事例と改善されなかった事例の比較分析をとおして. *日本看護科学学会誌*, 8(1), 35-46.

稲吉光子 (2001). 看護におけるアクションリサーチ :エンハンスメントアプローチの理論と方法. *看護研究*, 34(6), 501-509.

Joyce,P. (2005). Developing a nursing management degree programme to meet the needs of Irish nurse managers. *Journal of Nursing Management*, 13(1), 74-82.

Kemmis,S., & McTaggart,R. (1990). *The action research reader* (3rd ed.), Geelong :Deakin University Press.

Kock,P.J., Jenkin,P., & Kralik,D. (2004). Chronic illness self-management :locating the 'self'. *Journal of Advanced Nursing*, 4(5), 484-492.

Lewin,K. (1951) /猪俣佐登留 (1956). *クルト・レヴィン　社会科学における場の理論* (増補版). 誠信書房.

Lewin,K. (1946) /末永俊郎 (1971). *社会的葛藤の解決―グループダイナミックス論文集*. 創元社.

McNiff,J., & Whitehead,J. (2002). *Action research :Principles and practice* (2nd ed.). London :Routledge Falmer.

Marrow,A.J. (1969) /望月衛・宇津木保 (1972). *Kurt Lewin―その生涯と業績*. 誠信書房.

嶺岸秀子・遠藤恵美子 (2001). 看護におけるアクションリサーチ　総説. *看護研究*, 34(6), 451-463.

Morton-Cooper,A. (2000) /岡本玲子・関戸好子・鳩野洋子 (2005). ヘルスケアに活かすアクションリサーチ. 医学書院.

Morton-Cooper,A. /早野真佐子 (2001). 看護におけるアクションリサーチは、変化

のための肯定的な力か？. インターナショナルナーシングレビュー, 24(5), 37-40.

小笠原知枝・松木光子 (2007). これからの看護研究. 第2版. ヌーヴェルヒロカワ.

Pope,C., & Mays,N. (Eds.) (2000) /大滝純司監訳 (2001). 質的研究実践ガイド―保健医療サービス向上のために. 医学書院.

Reason,P., & Bradbury,H. (Eds.) (2008). The SAGE handbook of action research. Thousand Oaks, CA :Sage Publications.

下中弘編 (1988). 世界大百科事典12. 平凡社.

下中弘編 (1991). 新版 心理学事典. 平凡社.

Speziale,H.S. (2007a). Action research in practice, education, and administration. In H.S.Speziale, & D.R.Carpenter (Eds). Qualitative research in nursing (4th ed.) (pp. 349-378). PA :Lippincott Williams & Wilkins.

Speziale,H.S. (2007b). The conduct of qualitative research :common essential elements. In H.S.Speziale, & D.R.Carpenter (Eds). Qualitative research in nursing (4th ed.) (pp. 19-33). PA :Lippincott Williams & Wilkins.

Speziale,H.S., & Carpenter,D.R. (2007). Qualitative research in nursing :advancing the humanistic imperative (4th ed.). PA :Lippincott Williams & Wilkins.

Stringer,E.T. (2007). Action research (3rd ed.). Thousand Oaks, CA :Sage Publications.

田村由美・津田紀子 (2008). リフレクションとは何か その基本的概念と看護・看護研究における意義. 看護研究, 41(3), 171-181.

Thorp,L. (2001). /早野真佐子 (2001). 質的研究分野におけるアクションリサーチの位置づけ :看護と患者ケアへの適用. インターナショナルナーシングレビュー, 24(5), 32-36.

筒井真優美編 (2008). 看護理論 看護理論20の理解と実践への応用. 南江堂.

和田攻・南裕子・小峰光博 (2002). 看護大事典. 医学書院.

和賀徳子 (2001). 看護実践の科学としてのアクション・リサーチ―看護・医療事故の分析と経験を通して. がん看護, 6, 386-391.

横溝紳一郎 (2000). 日本語教師のためのアクション・リサーチ. 凡人社.

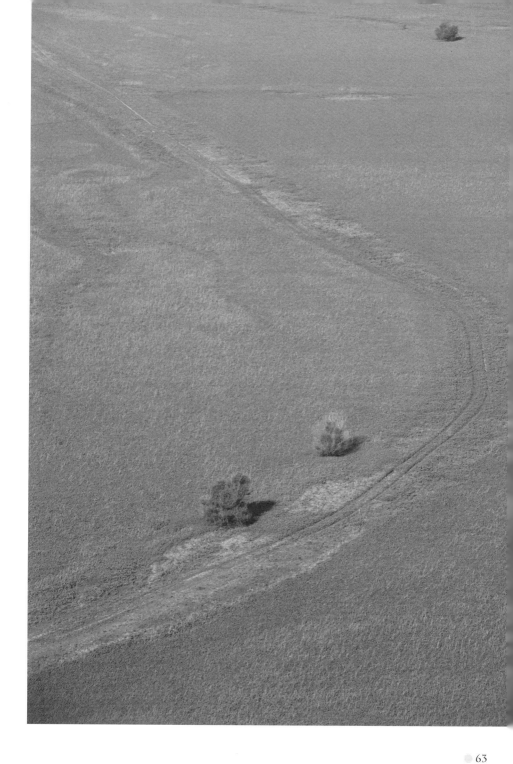

第2章

アクションリサーチの進め方
A process of the action research

草柳浩子

Hiroko Kusayanagi

アクションリサーチを用いて研究を行う際に、決められた手順があるわけではありません。しかし、実行しなくてはならないいくつかのプロセスは存在します。本章では、これらのプロセスを順に考えていきます。そのうえで研究例をあげ、アクションリサーチを用いた看護研究について、より具体的に見ていきます。

なお当然のことながら、アクションリサーチでは臨床の実践者が主導的な研究者となることもあります。ただし本章では、外部者がどのように現場の実践者との関係を築くかについても触れることから、研究者が外部者として臨床の現場に入り、実践者である看護師を共同研究者としてアクションリサーチを行う場合を想定し、話を進めます。

● アクションリサーチのプロセス ●

❶ フィールドを知る

❷ 研究計画書①をもとに、研究フィールドの管理者へ研究の実施を申請し、共同研究者を募集する

❸ アクションリサーチのテーマを決定する（実践の何をどのようにしたいのかの表明）

❹ 研究計画書②を作成する

❺ 共同研究者への倫理的配慮、留意点を再度確認する

❻ らせん状の循環構造を進む
変化する過程をありありと記述し、分析する

I. そこで何が起きているのか

```
┌─────────────────────────────────────────┐
│  ╭─────────────────────────────────╮      │
│  │  アクションリサーチのプロセス ❶  │      │
│  ╰─────────────────────────────────╯      │
│                                           │
│ ──フィールドを知る                        │
│ ● 実践の場に、変化を必要とするどのような課題がある │
│   のかを分析する                          │
│                                           │
│ ● 誰の課題なのか（誰が課題だと認識しているのか）を │
│   分析する                                │
│                                           │
│ ● 実践の場で課題にかかわる人々が、課題を変化させる │
│   ことをどのように考えているのかを分析する │
│                                           │
│ ● 課題を変化させるうえでの、実践の場における支援 │
│   者・キーパーソンを知る                  │
└─────────────────────────────────────────┘
```

1．現場の分析

　アクションリサーチという研究手法は、前もって綿密に計画された道筋を進むことができる研究スタイルではありませんし、それが望まれるものでもありません。その場の状況を受けながら、進むべき道筋は常に変化を要求されます。そのときの**状況にふさわしい方略を常に考えながら研究を進める**必要があります。柔軟に考えられる姿勢でいることが、研究者にも、協働して研究を進める実践者にも必要です。

　しかしそれは、自由気ままにそのときの雰囲気しだいで進む方向を変えるということを意味するものではありません。アクションリサーチを用いて行う看護研究の最終的な目的は、臨床の現場で行う看護がよりよくなるこ

とです。そこがぶれることはありません。何を研究するかによって、患者への直接的な看護ケアに変化を起こすことを目的とする場合、看護のシステムに変化を起こす場合、また、看護師の意識に変化を生ませることを目的とする場合など視点はさまざまに出てきます。しかし、いずれもよりよい看護を目指していることには変わりないのです。

　そのためには、研究に入る前に、研究の舞台となる**実践の場で何が起きているのか**を十分に知る必要があります。現場の分析を行うことで、そこで課題になっていることがはっきりとしてきます。もしかしたらそこには、言葉では表現されていない課題のほうが多く存在しているかもしれません。「何とかしたいんだけど」という看護師のつぶやきや、「一歩踏み出せない」とケアへの変化を起こすことができずにいる看護師の戸惑いや悩みが言葉で表現できるよう、現場の状況を知る必要があります。それには実践者である看護師の様子を知ることのほかに、現場の文化的背景を理解したり、患者さんや家族の声を聞くことも必要になるでしょうし、他職種から情報を提供してもらうことも必要になるでしょう。

　日々の実践のなかで、何をどのようにとらえ、どのような変化を望んでいるのか、どのような変化が望まれているのか——**現場で課題が生まれているその状況を分析**することから、アクションリサーチは始まります。

2．その問題は誰のものなのか

　よりよい看護を目指すのですから、いま現場で行われている看護に疑問を投げかけなくてはなりません。研究

者は、変化を起こすことがよりよい看護につながるのだということに、実践者たちが気づけるようにかかわる必要があるのです。

　課題となることの周辺の様子が見えてきたら、そこにかかわる人たちのうち、誰にとっての課題なのか、誰が課題だと認識しているのかをはっきりさせなくてはなりません。研究者だけが「課題だ。何とかしなくては！」と考えていたのではアクションリサーチは成立しないのです。**現場の実践者たちが自ら、「変わりたい！」「変えたい！」と思うこと**、そして実践者と研究者が一緒に考えながら変化を起こし、それが現場に根づくようにしなくては、真の意味でのよりよい変化とはなりません。

　アクションリサーチを行うとき、研究者が特に慎重に行動しなければならない局面のひとつは、課題を現場の実践者たちが「**自分たちの課題**」として認識し、実践者たち自身がよりよい変化を起こしたいと思えるように導くときです。「いまの状態よりもよりよい、より望ましい看護実践のために、共に考え変化しよう！」というスローガンを掲げ、集まった実践者と研究者が一緒に変化していくことがアクションリサーチで研究を進める前提となります。

　なかには、実践者たちが自ら変化を起こしたいと考えている課題を提案していない場合もありますが、その場合は、研究者が集団（この場合、実践者たち）に対して、その集団の文化的習慣[1]のなかにある問題を検討すること、そしてその**問題を解決または軽減するための方法を見出すための要求**を行います。往々にして多いのはこのパターンかもしれません。

　しかし、気づいていたけれど自分たちの力では変化を

1. 文化的習慣
その現場で、学習され受け継がれて発展してきた習慣、規範、価値観、思考方法のことであり、その現場にいる人々が当然のこととして考えているもの

表1 成果をもたらすアクションリサーチャーの基本的な特質

● スタミナ（心理的・身体的）
● 忍耐力
● 成功するという決意
● 他者を動機づけ励ます能力
● 分析の手腕
● 研究対象への変わらない興味と好奇心
● 他者への誠実さと感性
● 優れたコミュニケーション能力（口頭と文書の両方）
● 厚顔な人、すなわち他者の酷評や侮辱に対して容易に傷つかない人（周囲の人たちが皆、理性を失っているときでも、理性を保っていられるかどうかなど）
● 変えられないことを受け入れる平静な勇気
● 変えられることを変える勇気
● 専門家としての態度、すなわち物事を大局的にとらえる能力と、個人としての、また、専門家としての自分の限界を認識できる能力

起こせなかった問題、いままで声に出して言うことのなかった問題、見て見ぬふりをしてきた問題を導き出されることは、現場の人々にとって心地よいこととは限りません。まして研究者がその集団から見て外部者である場合は、「あなたなんかに言われたくない」「私はそうとは思わない」「そんなことできない」などと反感をもたれることもあります。

　研究者は、現場の実践者たちを傷つけるために行うのではないということを理解してもらい、「いまの状態よりもよりよい、より望ましい看護実践を行うために一緒に考えましょう」という気持ちで、受け入れてもらわなくてはなりません。この局面を乗り切り、アクションリサーチを進めるために、研究者には表1のような資質が求められるとMorton-Cooper（2000/2005, p.22）は述べています。

3．その問題にかかわる人の立ち位置

研究者は、現場で実践している人々のなかに、**価値観（看護観）を共有しない人がいる**ことを知っておくべきです。彼らは研究に参加しないことを選ぶこともあれば、中途半端に参加し、メンバーに望ましくない影響を与える場合もあります。また、自分の意見や思いを表現しないという方法で研究を停滞させるかもしれません。

そこであらかじめ、実践の場にいる人が**どのような立場で研究を見ているか**を知ることが必要となります。研究の初めから看護実践にかかわる人々の潜在的な意図を分析しておくことは、研究を進めるうえでとても重要です。誰が好意的に研究者を受け入れ、誰が傍観的で、そして誰が敵対の姿勢を示しているのか——これらを把握して研究を進めます。

研究の初期は、好意的に研究を受け入れている人物を中心に進めることになるかもしれませんが、徐々にそれ以外の人を巻き込み、全体で変化が起きるとよいのではないでしょうか。そのためにも、アクションリサーチを行うには、人間関係、信頼関係に関心をもつことが重要となります。

Hart＆とBond (1995) は、研究を始める前に、研究しようとする実践にかかわる人々との関係性のほか、研究課題を研究者がどのようにとらえているのか、いまなぜその状況について考えることが重要なのか、また、その実践集団の組織図（力関係）、研究を行ううえでの情報源など、研究の実行可能性を吟味するために、18の自己分析（表2、図1）をすべきであると述べています。そして、研究のあらゆる局面でこの18の問いを繰り返し、

表2　研究疑問と背景を考えるための自己分析項目

問1	提案する企画の目的は何であるのか？
問2	いまこの時点で、その状況について考えることが、なぜ重要なのか？
問3	なぜその企画を始めたいのか？
問4	変化が必要だと表現される問題はあるのか？　もしそうならば、誰がそう言っているのか？
問5	誰が参加者であるのか、明らかにしなさい 参加者との関係性（協力者、中立者、敵対者）を明らかにしなさい（図1参照）
問6	各々のグループの違いなど、それぞれの関係グループの視点は何なのか、またはグループはそれを問題として見ているのかどうかを簡単に述べなさい
問7	上記質問から得られた情報を使用して、上部に最も力をもつ者についてのリストを持っていなさい
問8	それぞれの参加者がもつ力の本当の姿は何か（協力的かそうでないのか、混乱させるのか支持的なのか）？
問9	それぞれの参加者とあなたとの関係（無関係、使用人、同僚など）は何か？　そして、彼らの意見を取り入れることをどのようにあなたに強いるのか？　また、あなたが自主的に行動することを許すのか？
問10	あなたが見たところ何が問題なのか、自分の言葉で記述しなさい
問11	問題の原因を明らかにすること、または、問題の核心だとあなたが感じていることについて何か言うことはできるか？
問12	それを見ているほかの参加者がその問題の原因を明らかにすること、または、問題の核心について何か言うことは可能か？これを参加者のそれぞれの権利や利害関係と関連させなさい
問13	その問題の本来の姿を違う視点から述べることはできるか？
問14	どのような手段によって、問題に関する事実を見つけるのか？
問15	あなたがもっている問題の証拠は何か？
問16	問題を定義したり分析したりするのを助ける、量的、質的なさまざまな種類の証拠をあなたはどのようにして得るのか？
問17	あなたをより助けてくれる入手可能な情報源は何か？
問18	財政上、統計上、研究の専門的技術など、特別な技術が必要か？もしそうなら、助けを得られるか？　部外者の専門家が必要か？

(Hart, E., & Bond, M.（1995）. Action research for health and social care. Buckingham, England: Open University Press. pp.186-190より一部抜粋)

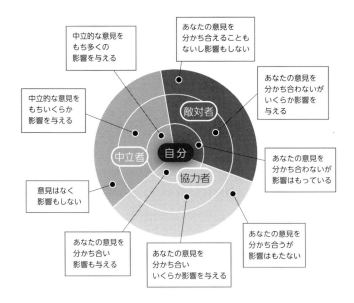

中立的な意見を
もち多くの
影響を与える

あなたの意見を
分かち合えることも
ないし影響もしない

中立的な意見を
もちいくらか
影響を与える

あなたの意見を
分かち合わないが
いくらか影響を
与える

敵対者

中立者　自分

協力者

あなたの意見を
分かち合わないが
影響はもっている

意見はなく
影響もしない

あなたの意見を
分かち合い
影響も与える

あなたの意見を
分かち合い
いくらか影響を与える

あなたの意見を
分かち合うが
影響はもたない

図1　関係図の作成：協力者、敵対者、中立者の影響の範囲

(Hart, E., & Bond, M. (1995). Action research for health and social care. Buckingham, England: Open University Press. p.188より)

研究を修正、再計画することが必要になるとしています。

　人の気持ちはさまざまな出来事（看護の現場であれば、同僚の発言、患者の視線、管理者の態度、研究者の言動など）に影響を受けており、研究に参加する人たちがいつも同じ方向に向かっているとは限りません。前述したように、アクションリサーチは現場の看護実践によりよい変化を起こすことが目的です。研究者と少数の実践者の参加だけでは、変化した看護を組織全体に根づかせるのは困難でしょう。アクションリサーチは組織全体で変化に向かって、積極的に、前向きに考え、取り組むことが必要な研究手法だということを忘れてはいけません。

　研究は順調なときばかりではありません。時には停滞することも、後戻りして考え直すことが必要になること

もあります。研究の初めはむしろ、停滞しているときの
ほうが多く、長いかもしれないほどです。そのような局
面では、いくらアクションリサーチが現場の人々と共に
考え、修正しながら進めていくものとはいえ、時には研
究者が瞬時に分析し、行動を修正して、その場の状況に
合った次の方針を実践者に問うことが、現場のスタッフ
から信頼されるために必要となるときもあるでしょう。

　「協働して進める」とはいっても、いまのわが国の看護
の現場では、外部の研究者が入って研究的視点でかかわ
るとなると、研究者からの影響（支援的助言）を求める
場合が多いのが現状のように思われます。しかし、仮に
研究開始時はそのような関係であったとしても、研究が
進むにつれ、現場からの**研究参加者がより実践の変化へ
の中心的存在になり、力を発揮できるように導く**ことが、
アクションリサーチを用いる研究者に求められる技術と
いえるでしょう。

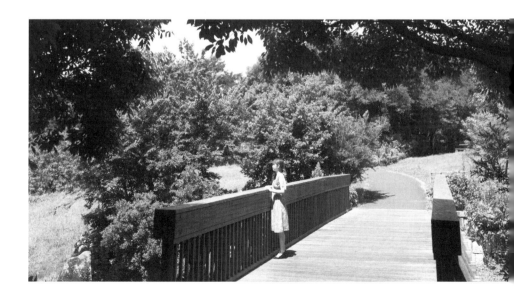

Ⅱ. 現場に受け入れられるか

アクションリサーチのプロセス ❷

──研究者が研究について、研究フィールドの管理者（看護部など）に申し入れる

● 研究計画書①をもとに、研究の目的・内容・大まかな計画などを提示する

● 研究フィールドと交渉する

──管理者の了承を得る

──共同研究者となってくれる実践者を募集する；プロセス❶で分析した結果を参考に、実践の変化を生み出すための推進力となってくれる実践者の参加が必要となる

● 研究グループを立ち上げる（パートナーシップ、共同研究者の関係に入る）

---

1. 研究の申し入れ

　実践の場の文化的習慣や課題が見えてきたら、研究者が外部者である場合は、**研究計画書**（研究計画書①）を研究先となる施設へ提出します。

　研究計画書には、研究の目的、研究内容、研究計画、研究参加者の条件などを記載しますが、アクションリサーチの場合、**この時点で具体的に研究の中身を書くことは不可能**です。よって、書くことができるのは、アク

ションリサーチという研究手法を用いて、実践者と共に、実践の場によりよい看護への変化を起こすということ、そして抽象的な研究目的が中心となります（表3）。また、**研究参加者の条件**は、①実践の担い手であること、②研究者と協働して実践が変化する過程を研究することに同意が得られる者、となります。

なお、研究者が外部者の場合は、フィールドを分析する過程で、別の一般的な研究計画書が必要となる場合もあります。

表3　研究計画書 ① に記載する事がら

研究タイトル （仮のもの）	●研究が進むにつれて、より具体的なテーマへ変化する可能性がある
研究の背景	●初期の文献検討を入れ、現時点で、このテーマで研究することがいかに必要なのかを述べる ●変化が起きることの影響（意義）を表現する
研究テーマ	●研究の目的（どのような領域の実践に対して変化を起こそうとしているのか） ●現時点で、到達したいと考えているゴール
研究方法	●アクションリサーチという研究手法を用いることについては詳細に述べる ●この研究手法を用いることの妥当性
研究参加者	●どのような人物が参加者となるかの条件（共同研究者となること、看護ケアの実践者であること、研究意図に同意できることなど） ●研究参加に対する同意の取り方を明示する
研究進行予定 （概略）	●管理者へどのような時期に、研究の進捗状況を報告するのかのおおよその予定も入れる
倫理的配慮*	●看護研究における倫理的配慮を述べる ●アクションリサーチにおける倫理的配慮も述べる ●生じる可能性がある倫理的問題への対処方法を含む
研究結果の 発表の予定	●研究会、学会などに公表予定がある場合は、その旨を示す
研究者の背景**	●特に組織の外部者の場合に、研究者としての（実践者としての）背景を示す

＊「アクションリサーチのプロセス5」に詳述
＊＊別紙として添付することが多い

いずれにしても、実践の場に、変化を起こすことを目的とした研究を受け入れてもらう必要があります。実践の場に研究者が入って、研究を進めることに関して矢守（2010, p.1）は、現場の人々が生身をさらして生活をかけている実践の場に、それまでそこになかった研究という活動を、それまでそこにいなかった者がもち込むことであり、研究者が現場に臨むときの態度や姿勢、研究者と現場の人々との関係性が非常に重要になると述べています。

　このような視点で研究に臨むことが、研究依頼を行う時点から必要です。研究者と現場の管理者の間に、研究以前に信頼関係が形成されている場合を除けば、外部の研究者から、「この病棟にはこういう課題があるので、実践を変化させたい」などと突然もちかけられて、脅威を感じない管理者はいないでしょう。

　これが、実践の様子を知るための研究であれば、研究対象が看護師であろうと、患者、家族であろうと、自分の実践の場を脅かされるものではないという倫理的な取り交わしのもとに、従来のように研究は受け入れられるかもしれません。しかし、アクションリサーチという研究手法で行う研究の目的は、「いまの状態よりもよりよい、より望ましい看護実践のために、共に考え変化しよう」というものなので、「自分の実践の場に何をされるのかわからない」という警戒心が働きがちです。それを「よりよい実践のために一緒に考えてみたい」と切り替えられるよう、誠意をもって管理者に説明し、慎重に交渉を進めることが必要となります。

　説明・交渉では、この研究にかかわることで起こるであろうこと、たとえば、研究を進めるときに使用する手

段、実践者が専門性を高めるために研究者がいかに貢献できるか、協働で研究を行うことで得られるメリット（実践者が共同研究者となることなど）を強調することも必要でしょう。

　また、研究期間についても言及する必要があります。アクションリサーチは実践を変化させる醍醐味があるとともに、その過程は非常に時間がかかり、行きつ戻りつするということにも了承を得なくてはなりません。

　Morton-Cooper（2001/2001）は、アクションリサーチを実践する条件として、以下にあげる**4つの組織的条件**が満たされることが望ましいとしています。

アクションリサーチ実践に向けた4つの組織的条件

- 改善を必要とする臨床的問題、ポリシー上の問題がつき止められ、同意が得られた場合
- 同僚が変化へのコミットメントをもつと同時に、真に文化的に意味のある変化を確立するためには時間と努力を要するということを認識している場合
- 管理者が変化を支持し、プロジェクト成功のために意欲的に参加する場合
- 共同体的環境と信頼を促進させるようなメカニズムが存在し、共同研究者たちが心理的、実践的支援を保ちながらもお互いにチャレンジする準備ができている場合

２．研究の提案と研究グループの結成

　管理者からの了承が得られたら、次は実践者たちに声をかけてよりよい実践を共に考えるための仲間を募ります。**研究グループ**の結成です。

　遠藤・新田（2001）は、アクションリサーチでの研究を共に推進する仲間を「**パートナー**」と表現しています。研究者とパートナーは、パートナーシップの関係に入り、研究について納得しあい、合意したうえで相互依存関係に入ることが必要だと述べています。すなわち、一方だけの存在では何も成立せず、かといって研究者とパートナーの存在は統合されたものでもなく、双方が**自立性と協調性**をもって意思決定に参画する必要があるということです。なお本書では以下、研究参加の意思を示した実践者たちを「**共同研究者**」と呼ぶことにします。

　前述したように、アクションリサーチを進めていくなかでは、共同研究者が研究者に支援的援助を望み、自らは積極的に動かないことがしばしばあります。しかし、互いが相互依存関係であることを研究者は常に考え、実践者が自ら動き始めなければ実践に真の変化は起きないということを実践者でもある共同研究者に示唆しなくてなりません。

　研究者は、研究の初めに、**研究が停滞した場合、その原因は研究者と共同研究者の双方にある**ということを伝えておくことも必要です。

　共同研究者たちが自ら柔軟な考えを見出そうともがいている状況での停滞であれば、研究者はそれほど苦労することなく、彼らに直接的な声かけをすれば、混沌から脱出できるかもしれません。しかし、停滞している多く

の場合は、共同研究者が研究者に頼りきっている雰囲気が蔓延していたり、無力感を感じていたりするような状況です。

このような局面では、共同研究者に自信をもたせ、考えること、実践を変化させることへの**取り組みの重要性を再確認させる**必要があります。その際は、研究者と共同研究者が自分自身のありようを語り合える場をどのように創造できるかが重要になってきます。そこでは**自分が看護についてどのように考えているのか（看護観）**が明らかにされるでしょう。そのような意味で、「パートナー」という表現はぴったりくるかもしれません。

また、研究グループに対して、師長や主任など、その組織で**指導的立場にある人が協力的**であることがアクションリサーチには重要です（遠藤・嶺岸・新田他，2001；Morton-Cooper，2001/2001）。自分たちが実践している看護に変化を起こすことを目的としている研究ですから、その変化を推進するためにも、「この研究は現場の管理者に受け入れられている」という前提があると、共同研究者は安心して積極的に取り組むことができます。

実践を変化させることについて、下位から上位へと徐々に了解を得ながら進めるという方法もありますが、組織の管理者が、自分たちがこれから起こそうとしている変化を支持しているという事実は、研究グループの心理的な推進力として働くことは間違いないでしょう。

*

組織外の研究者にとっては、研究参加者への接触方法と倫理的配慮が、立ちはだかる二大問題だといわれています（Blaxter,Hughes & Tight, 1996）。

ここまで、現場に研究を受け入れてもらう過程で、研

究者が考えておかなくてはならない事がらを述べてきました。フィールド調査の段階で得た実践者たちとの人間関係を大切にし、自分の研究が現場に受け入れられるように、誰が好意的に動いてくれるかということも考えながら、謙虚に、慎重に行動しなくてはなりません。研究の実行可能性を吟味するためにも、人間関係を考察することが必要となるでしょう。

Ⅲ. 「変わる」ということ

アクションリサーチのプロセス ❸

——アクションリサーチのテーマを決定する

● 研究者と共同研究者の語り合いを繰り返し、実践の何を、どのようにしたいのかを表明し、明確にする

● 思い入れ、看護観を表現しあう

---

1. 現場に受け入れられる課題か

すでに述べてきたように、アクションリサーチでは、課題として検討するよう実践の場に提案したことが、現場の実践者の思いにどれだけ合致しているかを非常に重視します。アクションリサーチが計画され、最も実行されやすいのは、実践者が既存の実践に失望し、その変化を望んでいるときにほかなりません (Morton-Cooper, 2000/2005)。

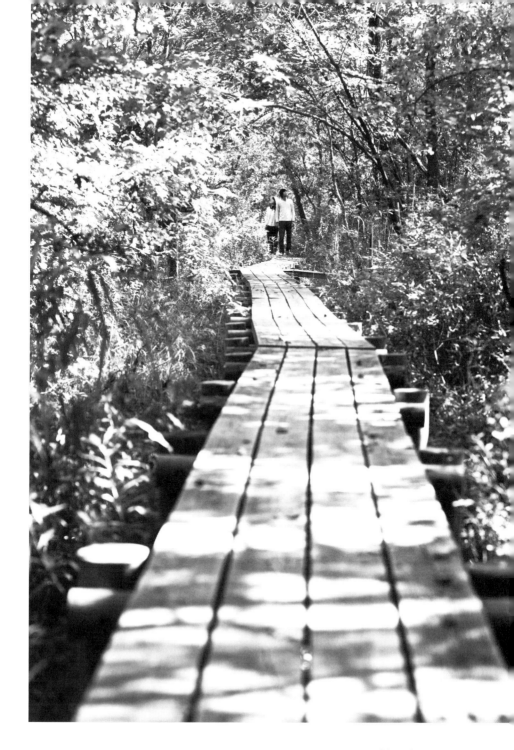

一方、実践者が気にもせず、どうでもいいと考えている事がらを課題として検討し、実践に変化を起こすことは非常に困難です。**実践現場と乖離した課題を提案しないことは、アクションリサーチを行う研究者として当然のことでしょう。**

　また、Morton-Cooper (2000/2005, p.60) は、扱う課題が実践の**いまの関心に近すぎてもよくない**と述べています。これは、実践者がその課題に対してすでに何らかの取り組みを始めてしまっている、あるいは始めようとしている可能性があり、研究者の変化のプロセスへの介入が重要とはならない可能性があることを述べたものです。

2．何をどのようにしたいのか

　共同研究者が「実践に変化を起こしたい！」と合意した課題であっても、それぞれの課題への認識は異なっているかもしれません。そのことについて内山 (2000) は、各々が考えを表出し、**思い入れ**を語る必要があると述べています。課題だとする実践がどうなったら、よりよくなったと思えるのか、何をどうしたいのかについて、研究者と共同研究者が語り合いながら考えを深めていく過程が必要です。遠藤・新田 (2001) はその様子を「**願いの表明**」と表現しています。この過程では、さまざまな意見が飛び出します。変化など起きなくてもしょうがないと考えている共同研究者であってもその思いの奥にある、自分の看護観を自由に語ることのできる場であることが望ましいでしょう。

　いまの状態がどうであり、いまの状態よりもよい看護実践は何だと考えるのか──アクションリサーチは、ど

の現場にでも当てはめることができるような、**普遍的なものを見つけることを目的とはしていません**。その現場に合ったよりよい実践のかたちを、研究グループ（研究者と共同研究者全員）で考え、意見を出し合い、学び合いながらつくり上げていきます。それが、研究グループが研究のテーマとする、よりよい実践への「願い」となります。

３．抽象的な課題からより具体的なテーマへ

　研究者が提案するのは実践の方向性を示した抽象的な課題にしかなり得ません。実践の場でケアを展開している共同研究者が、自分の看護観、病棟など実践の場の文化的習慣に合致させ、何をどのようにしたいのかという「願い」を表出し、自分たちのアクションリサーチのテーマとして設定することが必要となります。

　この局面では、研究者は共同研究者が語る実践の様子の聞き手に回ることが多くなるかもしれません。共同研究者が自分たちの実践をありありと認識し、何をどのようにしたいのか、自分たちが目指す実践とは何なのかを語り、考えることのできる場となるように、研究者が設定する必要があります。そして研究者と共同研究者が、相互に語り手、聞き手になりながら内容を深め、アクションリサーチで目指す「願い」を明確に打ち出します。

　これは、一度の集まり（語り合い、対話）では具体的なものとはならないでしょう。質問や確認、また、時には文献検討も含めながら、イメージを膨らませ、どのような実践へと変化させたいのか具体的に表現できるように、共同研究者間で合意がもてるまで数回繰り返します。

Ⅳ. 望みへ向かうための方略

> ## アクションリサーチのプロセス ❹
>
> ——研究計画書②を作成する
> ● 決定したテーマに向けて実践を変化させるためにどの
> ような方法を用いるのか、研究グループで計画する

1. 願いの実現に向けた計画

　この段階では、共同研究者が打ち出した自分たちの
「願い」を実現するためにはどうすべきかを考えます。実
現可能な範囲で考えた「願い」までの道のりを豊かにイ
メージし、それを研究計画書として作成することになり
ます。そのためには、学習会を企画するなど、より詳細
な文献検討や取り入れようと考えている理論についての
学びを深めることも有効です。

　アクションリサーチでは、研究者と共同研究者の双方
が当事者であることが原則ですが、誰がどのくらい主導
権を握るのか、どのように協働するのかは、ケースやそ
のとき話し合っている内容によって変わってきます。つ
まり、計画書を検討している過程であっても、状況に
よって、実践者である共同研究者を中心に動いたり、研
究者が中心となって動いたりする場合があるということ
です。

2．研究者の姿勢

　どうすることが実践をよりよく変化させるために必要なのか、そこまでどのように進めればよいのかを話し合うこの段階でも、時に混沌に陥り、まったく先に進まなくなってしまうことがあります。共同研究者たちが臨床の現場で、決められた業務、定式化されたケアに縛られているあまり、自由な発想でいま行われている看護を転換することができずにいる場合もあります。

　そのようなとき、研究者は研究が進まないことに焦りを感じるかもしれません。しかし研究者が「願い」を実現するための具体的な方略を提案してしまったのでは、その結果として革新された看護実践が実現しても、それを実践者が自分たちのものとして現場に根づかせることは難しくなるものと考えます。自ら考え、自ら実行したことで効果があってこそ、無力感から抜け出せるのです（波多野・稲垣，1981）。

　看護に変化を起こし、よりよい看護実践を根づかせること、共同研究者を含む実践者たちが力を与えられ無力感から開放されることを目的とするアクションリサーチの研究手法を用いる以上、共同研究者から声が上がってくるのを**待てる能力**が研究者には必要になります。

　そうはいっても、研究者はただ黙って待っているわけではありません。共同研究者の頭のなかにいろいろな発想が浮かぶように、さまざまな側面から課題に関連したことを提示するなど、共同研究者がより自由に考えられるように行動する必要があります。共同研究者が混沌に陥っているときに研究者ができる示唆的行動を以下にいくつかあげておきます。

● 現場の状況をもう一度振り返る

　共同研究者の語りがさらに深まるように、研究者が問いかけをするなど対話を繰り返します。

● 文献を読む

　共同研究者が探してくる場合もあるでしょうし、研究者が探してきたものを紹介する場合もあるでしょう。そこに現状を振り返るきっかけが見つかるかもしれません。

● 文献で得た知識を現場の状況と結びつけるよう促す

　文献で報告されているものは、成功した実践がほとんどです。誰もが自分の実践の場で取り入れてみたいと思うのですが、その反面「取り入れられるわけないじゃない。うちの病棟と条件が違いすぎる」といった思いも実践者は抱きがちです。そうした思いを短絡的に片付けてしまわないように、下記のような点について共同研究者と一緒に考える時間をもちます。

● 成功した現場では、何がその実践を成功させたのか、具体的にあげる
● 自分たちの現場では何ができそうで、何ができないのか、その理由まで含めて考える
● 自分たちの現場に合わせるには、どのようにアレンジすべきか考える

● 患者や家族、他職種の声を集めてみる

　自分たちの実践に対するさまざまな意見、思いを集めて検討することも、「願い」の実現に向けた具体的な計画を話し合ううえで効果的です。すでにさまざまな文献や理論の学習会で知識が得られている場合は、実践を変化

させることに向けた共同研究者の思いを特に強くさせ
ます。

● 現場にもち帰って検討する

　共同研究者は、研究対象としている現場の実践者の一
部である場合が多いでしょう。研究者との集まり（仮に
研究会とします）に参加した共同研究者が、研究に参加
していない実践者とどのような場でどのように話し合う
のか、話し合いに資料として何か必要か、そこでの意見
は誰がどのようにまとめるのか、どのように次回の研究
会にその意見を反映させるのかなどを考えておくことが
必要となります。

　参加している看護師が病棟でこのように行動できる状
況（立場も含め）にあるのか、実際的なことを研究者と
話し合っておく場合もあります。

＊

　もちろんこれらは一例です。実際には研究会のその場
の状況を見ながら、何が必要なのか、何をきっかけにす
ることで次の一歩を踏み出せるのかを研究グループで語
り合いながら挑戦していくことになります。

　このように何度も繰り返し、行きつ戻りつしながら研
究計画書を作成します。また、研究計画書を作成した後
にもこの作業は必要です。具体的な計画については、研
究計画書作成後も何度も修正することで研究は進んで
いくからです。

　研究者と共同研究者からなる研究グループで出てきた
内容は、妥協せず十分に検討されて作成されたものであ
ればあるほど、実践者が看護行為としてそれを実践に移
したときに気づきが多くなり、したがって学びも多くな

ります（遠藤・嶺岸・新田他，2001）。

　対話を何度も繰り返し、研究者と共同研究者が影響し
あい、両者が変化しながら研究を進めます。特に**実践者
である看護師がどのように変わっていったのかに焦点を**
当て、看護実践上の変化を見ていくこと、記録していく
ことがアクションリサーチでは重要です。

3．研究計画書の作成

　この時点で作成する研究計画書（研究計画書②、表４）
は、研究者と共同研究者を合わせた研究グループとして
作成します。研究計画書②では実際的な内容も入ってき
ます。ただし、現実と計画をすり合わせ、実践して、評
価し、気づきを大切にしながらリフレクションして、計画
の修正を繰り返すのがアクションリサーチですから、最も
初めの段階では仮説的な表現で作成することになります。

　アクションリサーチはよりよい実践への変化を目的と
しています。そして、その変化とはたいてい、一度にガ
ラッと変わる類のものではありません。ですから、**１回限
りのかかわりで結果が得られるというものではない**とい
うことを研究グループ全員が十分に理解して臨むことが
必要です。研究グループのメンバーたちの長期的なかか
わりを通し、相互理解、相互支援が進むなかで、実践に
よりよい変化が生まれる研究が進行していきます。

　研究の過程では、事実認識を重視する時期、実践者の
考えていることを表明してもらう時期、考えの調整を行
う時期、別の集団との意見交換の時期など、さまざまな
局面が出てきます。計画書が作成された後も、研究グ
ループで常に対話し、進むべき方向を検討します。

表4　研究計画書②に記載する事がら

研究テーマ	●実践の何をどのようにしたいのかを的確に表現する
研究の背景	●文献検討を入れ、研究テーマに向かって実践を変化させることへの意義を述べる ●実践の変化によって、誰の、何に、どのようなよい影響が起きると予測されるのかを示す
研究目的	
研究方法	●アクションリサーチという研究手法を用いることについて述べる ●データ収集方法 　誰が、いつ、どのように実践するのか 　新しい看護実践をどのように日常業務に組み込むのか 　どのようなデータを得るのか　　など ●データ分析方法
研究参加者	●この時点では研究グループのメンバーは研究者となるので、それ以外のどのような状況の人（患者、家族、研究グループ以外の医療職者など）へどのように研究参加の同意をとるのかを述べる（説明書・同意書）
研究進行予定 （概略）	●研究進行の概略
倫理的配慮	●研究参加者の負担、協力の自由意思と拒否権、プライバシーの保護、個人情報の保護 ●生じる可能性がある倫理的問題への対処方法
研究結果公表の予定	

V. 研究者と共同研究者の関係

アクションリサーチのプロセス ❺

——共同研究者への倫理的配慮・留意点を再確認する

● 以下の点について確認する

① 共同研究者に求められる積極的な参加
② 研究者と共同研究者の関係性
③ アクションリサーチの民主性
④ 組織の管理者への定期的な報告
⑤ 研究グループに属していない実践者への情報の開放

1. 積極的な参加

研究者と実践者が共に研究をつくり上げるアクションリサーチという研究手法は、共同研究者である実践者に対して、単に観察されたり、インタビューされたり、質問紙調査をされたりという受け身的な研究参加は期待するところではありません。共同研究者にはそれ以上の積極的な参加を求めます。研究者を含め、参加する人々の発言、行為すべてがデータとなり得ることの了解も必要です。

2. 共同研究者との関係性

実践者は研究によって自分の実践の変化を求められるため、特に研究者が外部者の場合、「あなたなんかに言

われたくない」などと、快く思わない者が出ることもあると前述しました。そのような思いがあれば、途中で研究グループから外れることも可能だということを研究グループメンバーに伝えておかなくてはなりません。

さらに、研究者や共同研究者の作業分担について不公平感が出ないこと、作業負担感について考慮することも留意すべきでしょう。信頼関係を築き、維持するためには、互いの看護観について語り合うこと、研究の目的や互いの役割について十分に話し合うこと、そして、互いを尊敬し合うことが大切です。

3. 民主的な側面からの課題

アクションリサーチは**民主的な研究手法**といわれます。その所以は、研究者と共同研究者が対等の立場にいるということだけでなく、研究の進め方、進む方向、変化の評価や分析などすべてを研究者と共同研究者が共有するということにあります。

しかし、研究者が知り得た情報のすべてをそのまま実践者である共同研究者に伝えることが、かえって共同研究者の自尊心を傷つけ、辛い思いをさせてしまうこともあり得ます。たとえば、研究者がインタビュー調査をした際、患者や家族から看護師への苦情が語られる場合などがこれに当たります。患者が看護師に直接伝えず、研究者に伝えてきたということにも納得できない看護師が出てくるかもしれません。

このような場合においては、場の状況を十分に分析し、伝えるべき情報の内容、伝えるタイミング、伝え方なども考慮したうえで、誠意が伝わるように、そして共同研

究者が批判されたと感じることがないように対処する能
力が研究者には求められます。

4. 管理者への報告

　研究者と共同研究者は研究の進捗状況を常に把握でき
ますが、それを管理者に定期的に伝えることも必要です。
何も報告せずに、現場を変化させられたのでは管理者に
とって脅威以外の何ものでもないでしょう。アクション
リサーチでは実践に変化を起こすことが目的となってい
るのですから、管理者がその進捗状況を把握できるよう
に、最初の取り決めの時点で、報告に関する内容や時期
を決め、それに沿って実行します。それが研究者への信
頼にもつながります。

5. 参加していない実践者へのかかわり

　研究グループに参加していない実践者に対し、研究に
関する情報が何も伝わらない状況は、変革したよりよい
実践が、現場に根づくのを促進するでしょうか。決して
そのようなことはないでしょう。
　アクションリサーチでは、当初は関心のあるメンバー
を中心に始まる変化であっても、最終的には現場全体に
変化した実践が波及することを目指します。そのために
は、勤務のために参加できない実践者や、参加に同意し
ていない実践者にも何らかのかたちで、情報を開示する
ことが必要です。たとえば、病棟に研究に関する情報を
記録したノートを置き、いつでも閲覧できるようにして
おく、また、共同研究者が病棟カンファレンスなどで定

期的に報告するなど、現場の状況に合わせた工夫を講じる必要があります。

　また、嶺岸（2007）は、研究に参加していないメンバーの意見にも耳を傾け、常に研究への参画を促す努力が必要だといっています。

＊

　これら倫理的な事項は、研究を計画した初期の段階から、研究フィールドの管理者や共同研究者と取り交わし、理解し合っておく必要があります。

　矢守（2010）はアクションリサーチの醍醐味を、研究者、研究参加者（研究対象者）という、研究する側、される側という立場で行われてきた従来の研究から、研究者が研究参加者的立場をとったり、研究参加者が研究者的立場になったりすることだと述べています。協働と対話を通して、コミュニティ（研究グループや実践の場）との連帯感を生み出すアクションリサーチの楽しさを、研究者は存分に味わうことができるでしょう。その醍醐味を得るためにも、倫理的な配慮は欠くことのできない要点です。

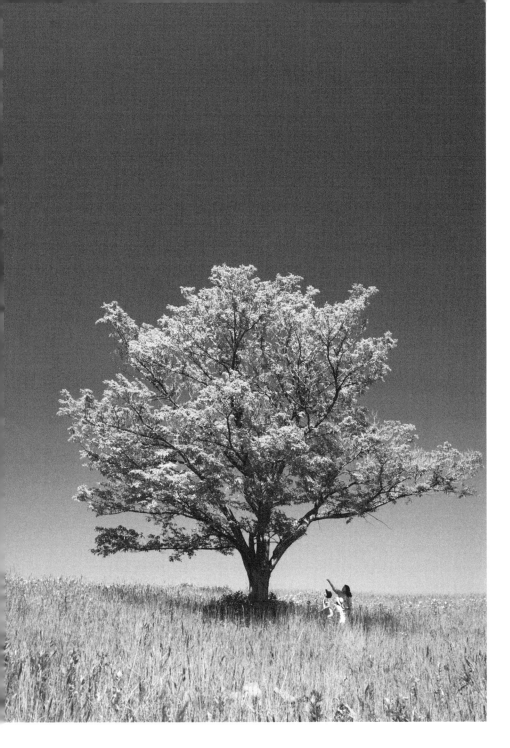

Ⅵ. 変化の過程を大切にする
——看護に貢献できる結果とは

> ### アクションリサーチのプロセス ❻
>
> ──らせん状の循環構造を進む
> ● 現実と計画をすり合わせ、実践して評価し、気づきを大切にして、内省(リフレクション)し、計画を修正することを繰り返す
>
> ──変化する過程をありありと記述し、分析する
> ● 報告書の読み手の認識が揺り動かされるほどの記述を目指す

1. らせん状の循環構造

　研究者と共同研究者は、自分たちのよりよい実践への「願い」に向かって研究の全容を計画し、それを実践し、そのことを評価し、リフレクションし、行動計画を修正し、また次の実践を試みるという過程を繰り返します。これはらせん状の図で示され、action-reflection-spiral(図2)(Meyer, 2006/2008)と表現されたり、action research interacting spiral(第1章の図3、p.40)(Stringer, 2007)と表現されたりします。本章では、らせん状の循環構造と呼ぶことにします。

　アクションリサーチを行っている間、研究者は常に直面する事態に対して、その場で瞬時に、次はどうすればよいのかを考える必要があります。また、得られた情報や

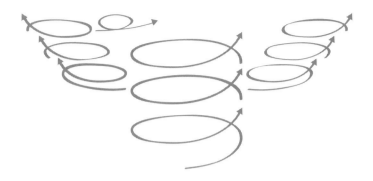

図2　action-reflection-spiral

(Meyer, J. (2006). Action research. Pope, C. & Mays N., Qualitative research in health care (pp.121-131). Oxford: Blackwell Publishingより)

分析内容を、共同研究者にフィードバックしながら、その内容の妥当性を確認するとともに、次の段階へどのように進むべきかを共に考える機会をもたなくてはなりません。

　アクションリサーチは、計画し実践した結果として生じる自然の出来事に対応しながら、また、さまざまな人が集まって考えを出し合いながら、対話し合いながら進むため、研究テーマであるよりよい実践に向かって、直線的に進行することはできません。**中心的なテーマがぶれることはありませんが、途中で派生してくるさまざまな出来事にも対応しながら進む**のです。その様子が図2には表現されています。

　このらせん状の研究過程は、共同研究者でありケアの実践者である看護師に直感力を向上させ、**看護の専門化であることの自信を向上させます。**しかしそのためには、研究グループメンバーが、相互に意見を表出することを後押しされていると感じることのできる雰囲気や、理解されていること、支援されていること、尊重されていることが伝わる対話をしていく必要があります。

2．変化する過程を大事にする

　研究グループが変化していく過程を見るひとつの資料として、遠藤・嶺岸・新田他（2001）は**内省的な記録（ジャーナル）**を、計画し実践したことからの気づき、学びも含めて、研究グループのメンバー一人ひとりがそのたびに書くことを勧めています。ほんの数行でも、そのときに自分が何に気づき、何を学んだのか、次はどうしたいと考えているのかなどを書き残しておくことは、研究過程を分析するうえで有用でしょう。それは、アクションリサーチという研究手法が、現場の問題を解決するということだけを目的としているのではないからです。

　似たような状況におかれた実践者が研究の報告書を読んだときに、述べられている問題や視点が自分たちの経験と似ていると感じられること、また、異なる実践領域の人々であっても、どうすれば同じように行えるかという討論を生むことも目的としているからです。つまり実践が変化する過程、そこへ至るまでの道のりを探るための研究であるといえます。Carr & Kemmis（1986）は、読み手である**看護実践者が認識を揺り動かされるように**、変化する過程を丁寧に記述することが大切であると述べています。

> ### 変化する過程の記述で大切な視点
>
> - 共同研究者である実践者たちは、何に動機づけられてよりよい変化を起こすことができたのか？
> - 研究中に現れてきた課題に、どのように挑んでいったのか？

- どのように新たな実践を組織全体に波及させて
  いったのか？

- この研究から何を学ぶことができたのか？

※よりよい変化（目指していた実践）が生まれなかった場合、組織に
　根づかなかった場合は、なぜそのようになったのかを分析する

　重要な点は、研究プロジェクトの参加者の変化、特に実践の担い手である看護師自身の変化に焦点を当て、どのように変わっていったのかを分析していくことです（遠藤・嶺岸・新田他，2001）。それは看護実践の変化が、**実践者自身の変化（革新）** によってもたらされるからです。Meyer（1999/2001）は、アクションリサーチは課題を解決するが、解決した結果こうなったとか、解決までにこれくらいの時間と費用がかかったとかで評価するものではなく、**その研究で何を学んだのかで評価すべきもの**だとしています。

　自分たちだけでは変化することへ踏み出せずにいた実践者たちに、**自分たちがもっている力に気づかせ、自信をもたせて（無力感からの解放）、看護を変えるに至る過程を研究者も共に体験する**ことが、アクションリサーチで行う研究の醍醐味でしょう。

Ⅶ．データとなり得るもの

　看護の研究でアクションリサーチという手法を用いることができるのは、研究者と共同研究者がその場で行われている複雑な看護実践を理解し、そこによりよい変化

を生み出すことを目指している場合です。そのため、**伝統的な科学的研究とは異なる研究パラダイムに拠って立つことが必要になります**。現実と観察者は独立して存在し、そこで生じる現象は、たった1つの法則から来ているとする量的研究、実験研究のような実証主義の考え方とは異なります (Morton-Cooper, 2000/2005)。

　一方で、現実は社会的で文化的な基盤をもち、知識（相手の考えていること）は社会的な文脈のなかでつくられるとする質的研究のような解釈主義の考え方にとどまっているわけでもありません。解釈主義的な研究は、現状がどのようになっているのか、どのような意味をもっているのかということを明らかにするものなので、直面している問題やその状況を説明することはできても、解決策を導くことまでは目的としていないのです。

　これらに比して、アクションリサーチは解釈主義的な考えから一歩踏み出て、いまの状況を理解するだけでなく、**変化する**ということに重点がおかれています。そのために、用いることのできるデータは、**起こる変化の過程を表すことのできるものすべて**ということになるでしょう。岡本・Meyer・Johnson (2007) は、データとなり得る主要なものを表5のようにまとめているので、参考にしてください。

　行う研究の目的を果たすために、何をデータとしなくてはならないのか、何をデータとすべきかは、研究者と共同研究者とで検討します。研究期間が長くなればなるほど収集したデータは膨大なものになります。多くの種類のデータを集める場合は、特にその管理も慎重に行わなければなりません。

表5　データとなり得る主要なもの

● 面接
● 質問紙調査 (郵送、インターネット)
● 参与観察
● フォーカスグループディスカッション
● ケーススタディ
● 記録や文書類の分析 (実践者の活動記録、政策や活動方針を記した公文書等)
● 重要な出来事の分析
● 会話、往復書簡 (電子メール)
● 文献研究
● フィールドノート、メモ
● 録音 (MD、ICレコーダー)、録画 (ビデオ、DVD)、写真、マルチメディア
● リフレクティブダイアリー、研究日誌による批判的内省

＊

　本章は、アクションリサーチで行う研究の共同研究者を看護ケアの実践者である看護師という設定で示しました。しかし、よりよい看護ケアへ向けた変革を起こすということであれば、共同研究者として、患者やその家族が参加することもあるかもしれません。また、看護師以外の医療スタッフ、介護スタッフが共同研究者として参画することもあり得るでしょう。

　現在の実践を振り返り、さらによい実践を探究し、質を向上させることが、看護の発展のために求められています。アクションリサーチを看護の研究にどのように活用できるのかを、個々の視点で考えてみてください。

　ここからは、アクションリサーチの進め方を筆者（草柳, 2006）の研究をもとに、見ていくことにしましょう。

　ここでは、組織にとって外部者である研究者が、どのようにして看護を変革させる研究の意義を病棟の看護師たちに伝え、受け入れられていったのか、また、変化を促進するための計画修正やアクションリサーチとして共同研究者への倫理的な配慮をどのように組み立てていったのかを中心にするものとし、前述のアクションリサーチのプロセスの ❶・❷・❸・❻ の段階について紹介します。

アクションリサーチのプロセス ❶

　——フィールドを知る

1．現場の分析

> 研究フィールド：約900床の総合病院の子どもと大人の患者の混合病棟。
> 予備調査：約5カ月（全調査期間は約2年）

　研究者はまず、病棟の看護師たちに慣れること、病棟の様子や流れを把握することを目的に、看護師と共に子どもや大人の患者のケアに参加しました。その際、看護衣を着用し、食事や休憩も看護師と共に行い、その場の雰囲気も観察しました。研究者は看護師たちにとって外部の人間でしたが、休憩時間にはお茶を一緒に飲んだり、世間話で盛り上がったりもしました。

予備調査終了の頃には看護師たちから受け入れられる
ようになり、研究者が持参している資料などを入れるた
めの小引き出しを看護師たちが提供してくれるように
なっていました。このようにしていくなかで、観察した
看護場面を看護師に振り返って尋ねることも自然にでき
るようになり、この病棟で看護師たちが何を思いながら
働いているのかを把握していきました。

　その結果、明らかになってきたのは、①この病棟の看
護師は看護系大学卒業者が8割を占めており、看護の知
識はもともと豊富で、何を行わなくてはならないかにつ
いてはよく知っている集団であるということ、②しかし
その一方で、平均在職年数が4年弱と短く、臨床1～2
年目の看護師が半数を占めていること、③子どもと大人
の患者というかかわり方や医療処置の方法などがまった
く異なる対象を受け持たなくてはならないことなど、**困
難な看護状況があるにもかかわらず、その知識を臨床の
場で活かすことができずにいる**という状況でした。

　そして、看護師たちは病棟の看護を「このままではい
けない」と思ってはいるものの、何をしたらよいかを立
ち止まって考える余裕のないまま、日々の業務に追われ
ている現状が見えてきました。

　そこで研究者は、「このままではいけない」という**看護師
の思いに寄り添い、**小児看護の視点からこの混合病棟での
看護を看護師と共に考える機会をつくり出すことで、変化
を起こす行動につなげることはできないかと考えました。

2．その問題は誰のものなのか

　まず、看護師に病棟の看護について振り返ってもらう

ために、研究者が気づいたことを看護師に伝え、問題意識を喚起することにし、皆が通る病棟の入り口にあり、子どもたちの食事や遊びの場所として利用されているプレイルームのことを話題にしてみました。

　そのプレイルームの半分は、使用されていない子ども用のベッドが8台も放置され、物置のようになっていました。子どもがベッドの下にもぐり込んだり、上に乗って遊んだりする姿も観察されていました。それは、看護師が「ここって子どもの病棟なのに、全然子どもらしくない」と語る、子どもらしい飾りつけなどない病棟のありようを象徴しているかのようでした。

　ベッド置き場となっているプレイルームのこの現状を誰に最初に尋ねるかは、研究の受け入れに大きく作用すると考えられました。そこでまず、この病棟の実質的な管理者である主任に尋ねることにしました。

　主任は1年前にこの病棟に異動してきたばかりでしたが、日々の看護に支障をきたしているような問題の変革にいろいろと積極的に取り組んでいました。さらに主任は、ふだんから次のように語ってもいました。

　「何だかみんな人任せで……。もっと責任をもってやってもらいたいと思ってもだめなんですよ。それで"こうやって"みたいな指示的なことを言って、少し方向を出していくことにしています」

　このような病棟の変化のしかたをみると、今までの看護経験や他病棟から移ってきた者がもつ独特の新鮮な感覚から、主任が若いスタッフに看護を見直すきっかけを与え、スタッフがそれに柔軟に対応するという病棟の反応パターンが見えてきました。このことから、今回のアクションリサーチを用いた研究においても、主任が**キー**

パーソンとなると研究者は考えました。

　最初の問題提起は、プレイルームで主任と一緒に子どもの食事介助をしているときに行うことにしました。「ベッドは、やはりここに置くしかないのでしょうか？」という研究者の問いかけに対し、主任はプレイルーム内を見回しながら次のように語りました。

　「私も、ベッド置き場になっているプレイルームはいかがなものかとずっと思っています。どこかで保管してもらえないかと師長に相談したことがあるんですけど、何だかそのまま1年が過ぎてしまいました」

　さまざまな変化を積極的に起こしてきた主任でしたが、プレイルームのベッドの問題については、気づいていながらも、そのままにされてきたことに研究者は驚きました。また、日々の看護に直接影響が出ている課題について対応すること以外には、なかなか目が向けられないいまの病棟の限界を感じました。

3．その問題にかかわる人の立ち位置

　主任との話から病棟の現状では課題への対応に限界があることを感じた研究者は、プレイルームの現状などを含めた病棟の様子や混合病棟での看護について看護師たちと考える機会を設けたいと主任に提案しました。すると、「いいですねぇ。カンファレンスを開いて、みんなで進めていくんですね。評価日や目標日を決めてやるといいですよね」と主任はいきいきした様子で同意してくれました。この主任の積極的な反応から、本研究がこの病棟に受け入れてもらえそうだという感覚を研究者は得ることができました。

主任に提案してから数日後、プレイルームに置かれて
いるベッド数が2台に減り、そのことを肯定的に受け止
めている看護師たちの発言を耳にしました。このことは、
看護師には自分から病棟に変化を起こそうとするほどの
積極さはないものの、**変化を期待する傍観者的な関心**は
あることを示していました。

> ### アクションリサーチのプロセス ❷

　──研究者が研究について、研究フィールドの管理者に
申し入れる
　──管理者の了承を得る
　──共同研究者となってくれる看護師を募集する

1．研究の申し入れ

　研究者は、この研究では「このままではいけない」とい
う看護師の思いに寄り添い、小児看護の視点から混合病
棟での看護を、看護師たちと共に考える機会をつくり出
すことで、看護師たちの意識やケアへ変化を起こすこと
につなげられないだろうかと考えました。
　研究計画書（研究企画書①）では、子どもがプレイルー
ムとして使用するスペースを大人の患者のラウンジとし
ても使用していることで、入院患者たちが困難さをもっ
ていることなど具体的な事例を伝え、以下のように提案
しました。

> 提案1：プレイルームの現状をきっかけに、病棟環境
> やケアを看護師と研究者で振り返りながら、混合病棟
> での看護によりよい変化を起こす

主任をはじめとする看護師たちの肯定的な反応を受けて、病棟の組織上の管理者である師長に研究について説明する機会をもちましたが、師長からは次のように、消極的と思える反応が示されました。

　「**看護部長とも相談したんだけど、病棟の看護師も一緒に研究をやるっていうのはどうかしらね。そういう経験がないし。看護師も参加したいって言うかどうか……。それに、患者さんにも意見を聞くってことでしょ。働きかけるわけだから何か影響が出るってことよね。悪い影響が出た場合には責任問題も出てくるし……**」

　これに対して研究者は、大人の患者からも使いにくさに関する発言があったことなどを伝え、まずプレイルーム兼ラウンジの活用法を看護師と共に考えることから始めたいと提案しました。同席していた師長も、大人の患者のためのラウンジが病棟内にない現状については、どうにかしたいと考えていた様子で、研究者の発言に大きくうなずいたことで、研究が受け入れられるきざしが見えてきました。結局、師長が次回の病棟ミーティングで本研究に対するスタッフの反応を見て、今後の対応を考えるということになりました。

　「病棟の看護を、看護師と研究者が共に考える研究」といういままで経験したことのない提案は、これから何が起こるのかわからない不安を師長に引き起こしていたようでした。この出来事は、研究者が変化を起こすのでなく、**看護師自身が変化を起こそうという思いになる**ことが病棟にとって非常に重要であるということを研究者に再認識させるものでした。

　数日後、病棟ミーティングの結果が師長から研究者に伝えられました。

「スタッフに、この研究に興味のある人……、まぁ、自分の責任できちんと協力できる人は、今日までに私のところへ言いに来てって言ってあったんだけど、誰も来ないのよね」

病棟の看護を共に考えるという研究の趣旨に対して、看護師から否定的な反応は感じていなかったのですが、研究への参加にはそれなりの責任が伴うという、師長からの条件にこたえられるほど、この研究に関心をもっている看護師がいないということなのだと考えさせられました。研究者はこの反応を受け、研究の進め方も含めて、看護師たちから参加の意思が得られるような何かを、看護師たちと共に考えることから始める必要があることを痛感しました。

そこでまず、プレイルームや子どもの看護、混合病棟での看護に関して研究者が調べてきたことを看護師たちと共有する時間をもちたいこと、そして、このような勉強会を行いながら、研究に興味をもった看護師から、研究へのアドバイスがもらいたいと師長に次のような提案をしました。

提案2：看護師に既存文献などから知識を提供する勉強会を設け、そこから自分たちの看護を振り返る機会をつくる

この提案に対して師長は、「それはいいんじゃないかしら。病棟に勉強会の係もいるし、その人に話してみれば」と興味を示してくれました。

看護について学ぶということがこの病棟に必要だと考えている師長の思いが見えた瞬間でした。こうして、研

究を受け入れる方向へと病棟が動き出しました。

2. 研究の提案と研究グループの結成

　研究者が、混合病棟の看護についての基本的知識や他施設での看護の様子などを研究者から伝える場として勉強会を設けることを主任に提案すると、「いいですねぇ。みんなを刺激してくださいよ。いつにしますか？」と強い賛意が示されました。主任が勉強会を認めたことで、病棟全体がこの方向へ動くという確証が得られたように、研究者には感じられました。

　勉強会を具体化するにあたり、この集まりが病棟の中で認識され、看護師たちが参加したいと思えるものにするために、研究者と主任は、開催日、開催時間、テーマなどを話し合いました。その結果、勤務時間内に短時間で行うこと、月に数回行うこと、参加できるスタッフが多くなるよう手術のない日にすることなどが必要だということになり、以下のように具体案がまとまりました。

> 提案3：より具体的な勉強会の企画案をつくる
> ● 毎週火曜日、午後のカンファレンスの時間内、1回あたり5 ～ 10分で行う
> ● ナースステーションで開催する
> ● 意見や感想を次回のテーマにつなげる

　研究者は、勉強会について主任と検討した事項を後日、師長に伝えました。師長は「勉強会は病棟にとってはとてもよいことなんだけど、一応、研究としてやるんだから、スタッフ全員に賛成してもらわないとね。私から押

しつけるわけにはいかないから」と、あくまで慎重な姿勢でした。

　また、看護師以外のスタッフや患者、その家族へ観察やインタビューを行うときは、師長か主任が前もって研究について話をした後に、研究者が同意を得るという方法をとることになりました。

アクションリサーチのプロセス ❸

――アクションリサーチのテーマを決定する

１．現場に受け入れられる課題か

　師長に初めて研究を提案してから２カ月半が過ぎる頃、１回目の勉強会の準備が整いました。この日までに、病棟の全看護師が研究参加に同意を示してくれていました。開始時間前から、「楽しみにしています」と声をかけてくる看護師や、「時間になったら始めましょうね」と期待している主任の言葉が聞かれていました。

　ところが、開始予定時刻の午後２時になっても看護師がなかなか集まらず、勉強会もカンファレンスも始められませんでした。しかも、会場となるはずのナースステーションを医師が使用していたので、主任の提案で急遽場所を変更し、処置室で行うことになりました。日勤の看護師４名が参加しましたが、全員が研究者と向き合って座り、研究者の横には誰も座りませんでした。

　「入院患者は病院のどこを見ているのか」というテーマで研究者が話し始めると、研究者のほうをまっすぐ見ながら聞く看護師たちは、「なるほどね」と言ったり、時折

うなずいたりはするものの特に発言をすることはありませんでした。病棟で実施している患者満足度調査について話題を向けても、発言は主任からしかありませんでした。

　こうした看護師たちの態度が、研究者には傍観者的に感じられ、この日の勉強会は看護師との間に距離を感じる結果となりました。「勉強会」という呼び名も、看護師が気楽に参加するには硬すぎる名称だと思い、新しい名前を募ってみましたが、結局誰からも案は出ず、研究者が提案した「小話」が採用されることになりました。

　研究者は当初、この集まりでは病棟環境や看護に関する研究結果、事例の提供だけを行うことを計画していましたが、「小話」を何回か重ねるうち、既存研究の意味を正確に認識するため、さらには、病棟のこれからの看護を考えるために確認しておいたほうがよいだろうと思われる法令や、基礎的な知識についてもテーマに取り上げ、共に考えることにしました。また、テーマに関連して患者や家族の言葉を紹介することで、より実践と結びつけて考えられるようにしていきました。研究者は研究のねらいを達成するためにも、5〜10分という短い時間で、看護師たちに関心をもってもらい、自分たちの看護を振り返りながら研究者と共にその看護について考えられるようにと工夫を繰り返しました。

　研究者は「小話」の場を、研究者が何かを教えるのではなく、あくまでも看護師自身が自由に自分たちの看護について考え、話し合える場にしたいと思っていました。ですから、研究者はテーマについて調べてきたことを短く伝えるほかは、時折発言を促す程度のコーディネーター的な立場で参加するようにしていました。発言がな

かなかないときは、「この病棟ではどうしているのですか？」「子どもの様子はどうですか？」などと、看護実践の振り返りにつながる程度の問いかけはしましたが、研究者が結論づけるような発言は避け、また、病棟の現状を評価したり批判したりすることが研究者の意図ではなく、病棟のよりよい看護を看護師たちと共に考えたいという思いが伝わるよう配慮しながら参加しました。

　一方、病棟全体へ看護の情報を伝えるという研究の役割を果たすためには、出席できない看護師に「小話」の内容をどう伝えるかという課題がありました。この点については看護師からの提案もあり、ファイルに資料を綴じておき、病棟内で閲覧できるようにしました。

　このように、「小話」の内容や進行方法を通して、病棟がそのとき抱えている課題に着目しながら看護師の意見を取り入れ、常に進化させていくことで、看護師たちが、病棟の現状を変化させることをより受け入れられるようにしていきました。

　こうした取り組みの甲斐があってか、看護師たちから、「今日の小話のテーマは何かなって、ちょっとわくわくしているんです」「毎回面白いです。病棟にとって大事な情報だし」といった声が聞かれるようになってきました。さらに、時には夜勤明けの看護師が参加するまでになりました。

勉強会の企画の変更：

- 呼称を「勉強会」から「小話」へ
- 開催場所は、ナースステーション以外でも可能に
- 前回、どのようなテーマで話したのか要約し紹介する
- 資料を作成し配布する。内容は書記が記録し保管する

- 既存研究だけでなく、関連した看護に関する法令なども紹介する
- テーマに合わせて、患者や家族の言葉を紹介する
- 「小話」の進捗状況を師長に適宜報告する

2．何をどのようにしたいのか／抽象的な課題からより具体的なテーマへ

　「小話」のテーマに合わせて看護師たちは自分の実践を振り返り、看護に対する意識や実践そのものをどのように変化させればよいのか考えるようになっていきました。その一例を紹介します。

　この日の「小話」のテーマはテレビについてでした。研究者は病棟内に、年少児にテレビを見せることの弊害について書かれた新聞の切り抜きが貼ってあったこともあり、混合病棟では子どもに無制限にテレビを見せる傾向があるという研究結果や、テレビを見ることはけっして遊びではないと言われていること、子どもがテレビを見ることの弊害についての研究結果などを伝え、病棟での子どもの過ごし方について考えることを提案しました。

　すると看護師たちは、忙しいために手をかける時間をとれないと、テレビやビデオを仕方なくつけっ放しにして子どもたちに見せている現状を口々に話し始めました。「当たり前」に感じていたというよりは、「仕方ない」と感じていたようでした。新聞の切り抜きは、主任が貼ったものでしたが、今まで他の看護師とそのことについて話し合ったことはなかったこともわかりました。

　この病棟では、看護師が子どもの世話をテレビやビデオに負っている割合は大きく、看護師が自らその制限に

ついて議論することは困難なように研究者は思いました。そこで、看護師が子どもの入院環境についてもっと具体的に考えられるように、インタビューで子どもの親が語ってくれたことを伝えました。それは、食事中にプレイルームのテレビをつけたままにしておくか消すかで、親同士が険悪なムードになったというもので、この状況に対してある親は「病院で決めておいてくれるといいのに」と話していました。

　これに対して、看護師たちはそれぞれ自分の対応のしかたについて話し始め、看護師がその場その場で対応し、病棟で統一された考えをもっていなかったこと、子どもたち皆が集まっての食事の場でテレビを見せながら食事をさせるか否かで親が悩んでいたことに気づいていなかったことが明らかになりました。

　この日、「小話」に参加していた主任が、食事中のテレビ視聴をどうするかについて看護師たちにその場で意見を求め、病棟全体で食事中はテレビを消すこと、そのことをプレイルームに掲示することが決まりました。

　これ以後、看護師たちも「ごはんの時間だから消すね」と子どもに声をかけて、食事中は意識してテレビを消すようになりました。子どもや親も食事中はテレビを消すすようになっていきました。

　これをきっかけに、今まで気にしていなかったテレビやビデオをつけっ放しにしてしまうことや、子どもの遊びについて看護師たちは気になったことを語るようになりました。さらには、子どもの食事に関する看護についてもテーマは広がり、看護師たちは自らの実践を振り返り、変化させていました。

──らせん状の循環構造を進む

　「小話」は、途中３カ月（10回）を区切りとして、その後の進め方について看護師と共に考える機会ももち、最終的には９カ月間で24回開催しました。看護師と研究者が共に病棟の現状を振り返り、考える時間と場をつくり出すことで、看護師の意識と看護に変化を起こすという目的を達成するために、「小話」の内容は看護師と考えながら開催し、結果をリフレクションし、計画を修正してまた実施することを繰り返しました。看護師たちは、「小話」で得た知識や情報をもとに、病棟の看護をどのように変化させていくべきかを検討し続けました。

　その結果、病棟にはさまざまな変化が起き、看護師の看護実践や看護に対する意識の変化もみられました。また、アクションリサーチを終え、研究者が去った後も、小児看護に関する抄読会を看護師たちが開催しているといいます。実践した自分の看護が子どもや家族から喜ばれるという結果が、忘れかけていた看護の面白さと、病棟の看護を考え、変化させることへの意欲を高める原動力となっているようでした。

＊

　筆者が取り組んだこの研究では、仲間と一緒に看護を考えるというつながりのなかで、子どもや家族の声を聞きながら、看護師が意欲的に看護に取り組んだり、自ら周りへ働きかけようとするようになったことが最大の変化と考えます。以下に、この研究において看護師たちの変化を生んだ要因として考えられることをまとめておきます。

1. 外部者である研究者が、予備調査を長期間行うなかで、看護師の気持ちを理解するようになっていたこと、また看護師も研究者をよそ者とは感じなくなっていたこと

2. 「小話」に主任が積極的で、研究者の存在や提案が今の組織構造を脅かす心配はないと看護師たちには思えたこと

3. 勤務時間内のわずか10分で行うという時間設定や、自分が批判される場ではないという安心感をもたせることで、参加しやすいものになったこと

4. 研究者が看護師に代わって課題を設定し、解決法を示すようなリーダーシップをとらず、あくまで看護師の自発性や主体性を尊重して協働したこと

5. 患者や家族からの声を伝えながら、なかなか話し合えずにいた病棟の実情に即したテーマをもとに、看護について考えることができたこと

6. 病棟で共に働く仲間が参加し、集団で看護を考える場がつくれたこと

<文　献>

Blaxter,L., Hughes,C., & Tight,M. (1996).*How to Research*. Buckingham, UK :Open University Press.

Carr,W., & Kemmis,S. (1986). *Becoming critical: Education, knowledge and action research.* London :Falmer Press.

遠藤恵美子・嶺岸秀子・新田なつ子・齋藤亮子 (2001). 日本におけるアクションリサーチとは　それを可能にする条件と効果. *インターナショナルナーシングレビュー*, 24(5), 41-47.

遠藤恵美子・新田なつ子 (2001). 看護におけるアクションリサーチ. *看護研究*, 34(6), 471-480.

波多野誼余夫・稲垣佳世子 (1981). *無気力の心理学*. 中央公論社.

Hart,E., & Bond,M. (1995). *Action research for health and social care*. Buckingham, UK: Open University Press.

草柳浩子 (2006). 子どもと大人の患者の混合病棟で働く看護師の意識とケアの変化―研究者とのコラボレーション―. 日本赤十字看護大学博士論文.

嶺岸秀子 (2007). アクションリサーチ 実践家ナースと看護教育者・研究者のパートナーシップ. *看護研究*, 40(3), 269-277.

Meyer,J (1999) /大滝純司監訳 (2001). アクションリサーチで質的方法を使う, In C.Pope, & N.Mays (Eds). *質的研究実践ガイド―保健医療サービス向上のために*. 医学書院.

Meyer,J (2006) /大滝純司監訳 (2008). アクションリサーチ, InC.Pope, & N.Mays (Eds), *質的研究実践ガイド―保健医療サービス向上のために* (第2版). 医学書院.

Morton-Cooper,A. (2001) /早野真佐子訳 (2001). 看護におけるアクションリサーチは、変化のための肯定的な力か？. *インターナショナルナーシングレビュー*, 24(5), 37-40.

Morton-Cooper,A. (2000) /岡本玲子・関戸好子・鳩野洋子訳 (2005). *ヘルスケアに活かすアクションリサーチ*. 医学書院.

岡本玲子・Meyer,J・Johnson,B (2007). アクションリサーチ, グレッグ美鈴・麻原きよみ・横山美江編. よくわかる*質的研究の進め方・まとめ方*. 医歯薬出版.

Polit,D.F., & Beck,C.T. (2004) /近藤潤子訳 (2010). *看護研究―原理と方法*. 医学書院.

Stringer,E.T. (2007). *Action research* (3rd ed.). Thousand Oaks, CA :Sage Publications.

内山研一 (2000). アクションリサーチとは何か②. *看護研究*, 10(5), 407-413.

矢守克也 (2010). *アクションリサーチ―実践する人間科学*. 新曜社.

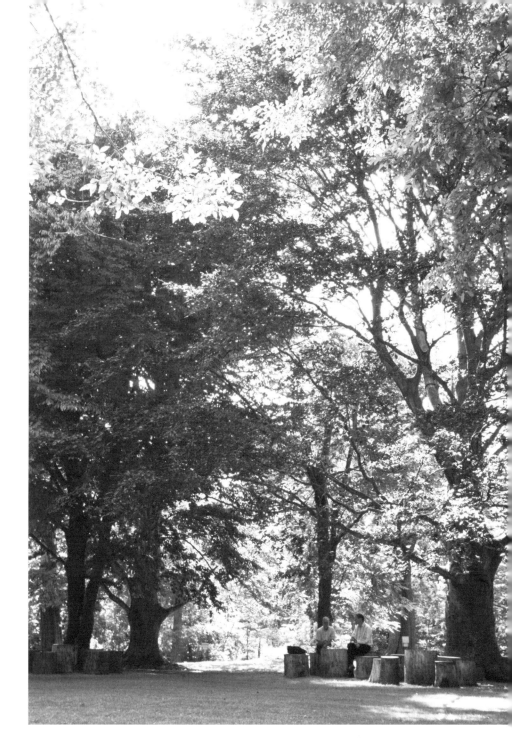

第3章

研究成果の発表
Communicating research findings

川名るり
Ruri Kawana

研究の成果を公表する方法としては、論文、学会発表、院内発表、研究会などがあります。公表する意義、それぞれの方法におけるルールやマナーを理解して研究成果を公表しましょう。

　本章では研究成果の発表のしかた、さらに、プレゼンテーションの場を有意義にするため、あるいは研究論文を実践に応用するための基礎について取り上げます。

Ⅰ. 論文として公表する

1. アクションリサーチの成果報告で求められること

　論文をまとめる作業に入る前に、アクションリサーチの成果報告ではどのようなことが求められるのか整理してみましょう。

　一般に研究成果の報告では、ひとつの状況からの学びを他の状況に応用することを目指しています。ですがアクションリサーチは、**その現場特有の問題解決を必要とするために用いられる**という特徴があり、特定の状況下でさまざまな判断を要し、常に修正・変更を伴いながら実施される点で他の研究と異なります。そのため、報告で目指すところも他の研究とは少し異なるのです。

　Pope & Mays（1999/2001）は、アクションリサーチの価値を認めてもらううえで大切なことは、**得られた独自の知見を読者に理解してもらうことであり、そのために、研究の経過や状況を十分に詳しく記載すること**だ

と述べています。Morton-Cooper（2000/2005）もまた、**何が起こったかについて正しく意味ある報告をしていくことが大切だ**と述べています。

この「十分に詳しく」や「正しく意味ある報告」とはどういうことでしょうか。Pope & Mays（1999/2001）はこの点について、アクションリサーチの強みは、現実の問題解決を目指している点に加え、**研究への参加やその後の展開を通して現場で業務に携わる人たちに力をつけてもらえる**ことだといっています。その視点からすれば、**現場で起きている問題と、その問題の解決を目指して起こった行動・変化が、一連の記述のなかから読み取ることができるようにすることが大切**なのだといえます。

アクションリサーチは、決して解決した結果そのものに価値をおいているわけではありません。それはつまり、何を行ったのか、研究は文化的・慣習的にその場に妥当であったのか、その研究を通して研究者や研究にかかわった者が何を学んだのかを、記述から読み取ることができるようにすることが求められるということなのです。

2. まとめることの意味とは

論文としてまとめることにはどのような意味があるのでしょうか。研究を伝達するにはいくつかの方法があり、その相手もさまざまです（表1）。とりわけ、論文にまとめて公表するのはとても大変な作業です。しかし前述したように、アクションリサーチではその現場特有の問題解決の方法を提示します。そうしたまとめを公表することは、同じような悩みを抱えている他の現場の看護師たちが解決の糸口を見つける手助けになったり、発展的に

表1　研究を伝達される人々と方略

伝達される人々	研究を伝達する方略	
	口頭と視覚による発表	報告書
看護師－実践家研究者、教育者	● 看護研究学会 ● 専門的看護会議と学会 ● 看護共同グループ ● 学位論文試問 ● ビデオテープと録音テープによる発表	● 看護関連雑誌 ● 看護書籍 ● 研究論文 ● 研究ニュースレター ● 学位論文 ● 助成事業報告書 ● 電子データベース
他の医療専門職	● 専門的な学会、会議 ● 学際的協調 ● テープによる発表	● 専門的雑誌と書籍 ● ニュースレター ● 助成事業報告書 ● 電子データベース
政策立案者	● 州や連邦政府の立法者への健康問題についての証言	● 立法者に向けての研究報告書 ● 資金提供機関に向けての研究報告書 ● 電子データベース ● 政策立案者、実践家、消費者に向けてのAHRQ（医療研究・品質調整機構）の報告書と発表
医療消費者	● テレビとラジオ ● 市民集会 ● 患者・家族指導	● 新聞 ● ニュース雑誌、大衆雑誌 ● 電子データベース

(Burns, N., & Grove, S.K. (2005)/黒田裕子・中木高夫・小田正枝・逸見功（2007）．看護研究入門．エルゼビアジャパン．p.651より)

応用するきっかけになったり、違う視点から議論して新たな看護実践上の課題を見出す可能性があったりと、**看護学の発展において多くの利点**があると考えられます。

　一方で、まとめるという作業は研究者にとっても重要な意味をもちます。その研究を通して何が明らかになったのか、どのような人たちへ向け、何をメッセージとして伝えたいのかということが明確になっていなければ、文章としてまとめていくことはできません。

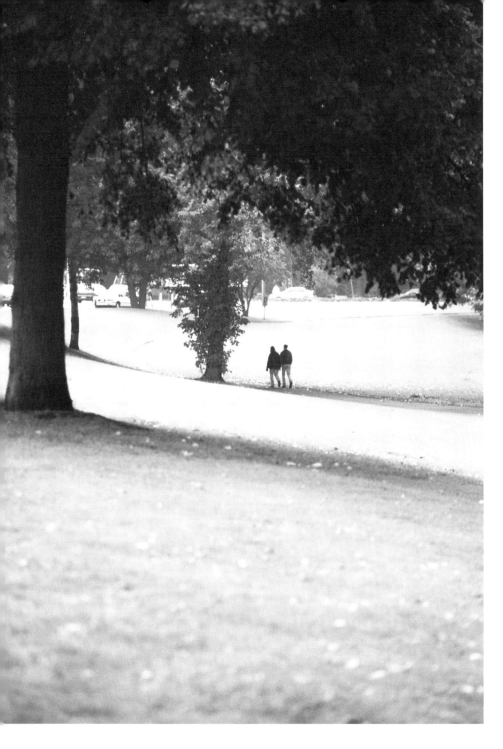

まとめるということは、研究者自身、また、研究に参加しているメンバーたちの**頭のなかを整理する**ことにつながります。もちろん、そこで研究全体を振り返り自由に議論することを通して、研究を客観的に見直すこともできますし、新たな研究課題を生み出していくこともできます。ひとつの研究の区切りとなり、達成感にもつながることでしょう。

　何より、研究を振り返り責任もってまとめることは、研究に協力してくれた人々に対しての、「ありがとうございました。こういう結果が出ました。今後、この結果を活かしてさらによい看護を提供できるよう頑張ります」という感謝の証でもあり、貴重な時間を割いて協力してくれた人々への、研究者としての責務ともいえるでしょう。そのことを忘れずに、ぜひ論文としてまとめ、研究成果を公表することを目指してください。

3．論文はどこに公表するのか

　皆さんは、まとめた論文を「どこに公表したらよいのだろう？」と悩んだ経験はありませんか。そのようなときは執筆する前に、自分の研究成果を誰に読んでもらいたいのかということを考えてみてください。

　研究をまとめるには、何が明らかになったのか、どのような人たちへ向け、何をメッセージとして伝えたいかをはっきりさせることが重要であると前述しました。この「どのような人たちへ」という点に着目すれば投稿先が決まります。

　もし、同じ病院内の人たちに読んでほしいのであれば、病院内の研究論文集に投稿するのもよいでしょう。がん

看護、クリティカルケア看護、あるいは、小児看護、母性看護などのように、特定の専門領域の多くの人たちに読んでもらいたいのであれば、関連する専門雑誌や学会誌へ投稿する方法もあります。研究者が多く目を通す雑誌もあれば、実践家が多く参考にするものもあります。こうした特性を考慮するのも大切です。伝えたい人が他の医療専門職かもしれませんし、国の政策立案者、医療を受ける患者さんのこともあるでしょう。いずれにしても、まずは**伝えたい相手が誰なのか**を明確にすることが大切です。

　それぞれの雑誌や学会誌の特徴をよく知っておくことも大切です。たとえば、わが国の看護職者の多くが入会している学会に日本看護学会があります。同学会会員は大学や研究機関の研究者から臨床の実践家まで幅広くいます。その学会抄録や学会誌を見ると、臨床の第一線で働いている会員の方が数多く発表しているようです。したがって、内容も日々の実践活動にかかわるものが多い印象を受けます。読者も実践家が多いかもしれません。実践家に伝えたい場合の発表の場として有望ではないでしょうか。

　また、実践家と一口にいっても、雑誌によっては新人看護師を主な読者に想定しているものもあれば、新人指導をする中堅看護師に焦点化しているものもあります。

　文献検索ソフトに集録されている雑誌であれば、インターネットで検索され、他領域の人の目にも触れる機会があるので、研究成果を伝えるチャンスはより多いと考えられます。このような特徴を知っておくことは投稿先を決めるうえで役立つでしょう。

　初めて論文をまとめ、公表するときはわからないこと

も多いでしょうから、共同研究者や先輩、上司などから
も情報を集めたり、相談をしてみてください。研究成果
を自分の伝えたい人たちへ伝達するにはどのような場で
公表するのが望ましいかということを考え、ひとつの研
究成果がより多くの人に伝わり、共有されることを期待
します。

4．さまざまな論文の種類

　論文にはさまざまな種類があります。表2は筆者が所
属する大学の紀要が示す論文の種類です。論文の種類は
公表する目的によって質的に異なります。そして、論文
の種類によって提出する原稿の分量なども規定があるの
で、まとめる際はその規定に従わなければいけません。
　また、たとえば原著論文は表2にあるように、独創的
で論理的に論述される必要があります。限られた枚数内
に収めていかなければならない一方で、まとめ方の論理

表2　論文の種類（例）

総　説	ある特定のテーマに関して1つ又はそれ以上の学問分野における知見を幅広く概観したものであること
原　著	独創性に富み、主張が明確に表明されていて、研究としての意義が認められるものであること
研究報告	研究上の問題提起、興味深い事実や実態・事例に関する論文であること
資　料	調査研究などで得られたデータであり、発表の価値の認められるものであること
報　告	教育実践報告、研修報告、国際学会、セミナー報告など

（日本赤十字看護大学紀要投稿規定より）

性や深まりなども求められるので、**まとめるイメージ**（種類や原稿の枚数など）を描き、それに沿って進めていくことが大切です。

　アクションリサーチの場合、データをあまりに抽象化して要約したのでは、現場の状況が読み手に伝わらず、もったいないと思います。具体的な情景を、豊富なデータをもとにして説明するためにも、ある程度の分量で書けるほうがよいでしょう。

　論文は、投稿先の論文集の規定に値する質であるか否かを見極めるために、**査読**というプロセスが用いられることがあります。原著論文などは特に一定の学術的な水準が求められるので、査読を通過しなければ掲載が許可されません。査読のない論文集や雑誌でも、採否は看護の専門家に相談して決められることが多いようです。

　いずれにせよ、こうした過程を経ることによって、提出した論文に修正が必要であるというコメントが返ってくることがあります。必要な修正は必ず論文をよくするチャンスになりますので、途中でくじけず公表までたどり着きたいですね。

5．投稿規定の確認

　通常、論文集（大学の紀要や学会誌、その他雑誌などを含む）には**投稿規定**というものがあります。そこには、論文の執筆・提出にあたっての細かい決まりごとが書かれています。論文の種類、提出原稿の分量、文献の提示のしかた、図表の挿入のしかた、提出方法などです。こうした投稿規定の内容はそれぞれ異なります。

　これらの条件を満たさない論文は、投稿しても受け付

けてもらえません。ですから、論文を書き始める前に、目指す投稿先の投稿規定をよく読んでおく必要があるのです。いったん書き終えてから、再び投稿規定に合わせて書き直したのでは、かなりの時間がかかり大変な作業になってしまいます。

Ⅱ. 論文を書くときのルール

　ここからは、アクションリサーチによる研究を論文にまとめる手順を追いながら見ていきましょう。論文としてまとめるときは、どこに投稿するのであっても、論文の種類が何であっても、一定の事がらを盛り込む必要があります。

　表3は論文の骨組みとなる項目をまとめたものです。以下では、この表3の構成に沿って詳しく見ていきます。

1. 序　論

　序論では、どのような現象に焦点を当て、なぜ自分の研究が必要なのか、何を明らかにするのかを述べます。その際、**ある特定の研究疑問が現象から導き出されていること**を説明しましょう。アクションリサーチは現場の問題解決のために行うアプローチなので、なぜアクションリサーチというアプローチをしたのかを伝えるためにも、看護実践上の特定の現象が説明されると説得力が出てきます。そのうえで、何を明らかにしたいのか、この研究の成果として何が期待できるのかを読者に向けて伝

表3　アクションリサーチの研究報告の概要

序　論
● 研究する現象、目的、研究疑問 ● アクションを起こすアプローチの明確化 ● 研究の意義
研究方法
研究のデザイン(哲学的な前提) 　● 研究者の役割(位置づけ) 研究のプロセス 　● 場の記述 　● 研究参加者(募り方、参加者のタイプ、人数など) 　● データ収集の方法 　● データの分析方法 　● 倫理的配慮
結果(解釈)
● 状況(研究者、ねらいと行動)、場、時間、目的、出来事、観察
考　察
結　論
文　献

(Burns, N., & Grove, S.K. (2005)/黒田裕子・中木高夫・小田正枝・逸見功（2007）. 看護研究入門. エルゼビアジャパン. p.645より引用改変)

えます。

　研究を実施する根拠として、文献検討を活かしながらその研究テーマの重要性を説明することも大切です。過去に報告された研究から、これまでに何がわかっていて、何がわかっていないのかなどを系統立てて述べていきます。それによって、自分の研究がなぜ必要なのか、つまり、自分の研究の位置づけを明確に示すことができるのです。

　なお、系統立った文献検討は、序論とは別の独立した項目として展開する場合や、考察のなかにだけ含める方法もあります (Stringer, 2007)。

2．研究方法

❶ 研究のデザイン

　「研究方法」では、研究のデザインとしてアクションリサーチを用いることとその方法の特徴、そして、**なぜアクションリサーチで行うのか**という根拠を述べます。すでに、序論でアクションリサーチというアプローチを用いる根拠を簡単に説明している場合も、「研究方法」の項で改めて、「なぜアクションリサーチで行うのか」という視点から説得力のある説明を述べるとよいでしょう。このとき文献を用いて論理的に記述すると、さらに説得力が増します。

　また、研究者がどのような**立場（スタンス）**でこの研究に携わるのかといった事がらの記述も重要です。以下に立場（スタンス）に関する記述の例として、筆者が所属する大学（大学院）の博士論文として執筆された榊（2008）の研究からの引用を示します。この論文は、精神看護学教員のピアグループ[1]（「つどい」）を開催するというアクションを起こした研究の一部です。精神看護学実習の実習指導を担当する教員が、悩みや問題を抱えていても共有する場がなく、孤立してしまっていることに着目したものです。そこで「つどい」に参加した教員同士が体験を語り合うことで、どのような変化がもたらされるかに焦点を当てています。ピアグループのなかでの研究者の立場（スタンス）が以下のように記されています。

　「研究者はファシリテーターであると同時に、教員でもある1メンバーとして参加した。この方法を選択したのは、グループには独自のダイナミックスによって思考を促進する力がある上、同じ立場の仲間の存在が言葉に

1. ピアグループ
peer group
社会的に同じような地位や経歴、能力、資格をもつ人々、同じ問題や状況をもって交流している人々などからなる仲間集団のこと。メンバー間に上下関係がなく自由参加であることが望ましく、グループ内での相互支援が期待できる

しづらい感情を表出する助けにもなるからである」

② 研究のプロセス

研究参加者

　「研究のプロセス」では、研究のフィールドとなった場、研究参加者について記述します。研究参加者については、以下のような点について記述します。

研究参加者に関する記述の内容
● どのように選択されたのか（研究参加者の募り方） ● 参加者の特徴 ● 人数 ● 具体的なデータ収集方法 ● データ収集と分析における参加者の関与のしかた ● 倫理的配慮

データ収集の方法

　アクションリサーチのデータ収集は、とても複雑な方法で行われることが多いものです。たとえば、インタビュー、観察（指針も含む）、直接的な参加、看護記録……などからデータを得ています。それらデータ収集手段の種類やどのようにデータが記録されたのかなどを具体的に記述します。データ収集に費やした時間も重要です。「データ収集と分析における参加者の関与のしかた」については、データや解釈を確認するためのカンファレンスや合同会議、検討会などでディスカッションしたことなどを具体的に記します。

また、データ収集の方法に加えて、アクションリサーチの展開過程についても説明しておくと、研究全体の方向性が理解しやすくなります。これはアクションリサーチ特有のものなので、どのように記述したらよいか一例を紹介しましょう。

　この研究は、日々の看護実践のなかで、子どもや家族の言動によって傷ついた体験をした看護師が誰にも言えず、二重の辛さを感じていることから現状を変えたいと願い、着手した研究です（尾高・山内・川名他, 2010）。思いを語れる場（「茶話会」）を開催するというアクションを起こし、そこに参加した看護師の思いやケアの変化に焦点を当てています。同研究におけるアクションリサーチの展開過程は次のように提示できます。

アクションリサーチの展開過程 (例)

局面1：アクションリサーチのグループを結成する

局面2：語る場を通して看護師たちの願いを表出しあう

局面3：体験やそのときの思いについて語り合う

局面4：実践し、語ることによる日々のケアへの影響についてリフレクションする

　実際にどのように研究が進行していったのかといったことや、各局面での具体的な出来事は「結果」として記述します。

● データの分析方法

　データ分析では、得られた生の語りや観察データから、主要な要素、特徴、構造、テーマなどをどのように明ら

かにしたのか、その手続きを述べる必要があります。その際、アクションによる変化をどのような視点で見ていくのかを合わせて記述しましょう。

● 倫理的配慮

アクションリサーチでは、データ収集が長期間に及ぶことがあり、そうなると研究の過程で参加者と交渉をする場合もあります。すなわち、**研究開始の時点で関係者すべてから研究参加の承諾が得られているわけではない**という点が、他の質的研究と大きく異なるところです。研究テーマによっても異なりますが、研究参加の過程における業務上の倫理的問題についても説明し、参加者と相談しておくことが重要です。

また、アクションリサーチでは研究者が外部者の場合もあれば、その現場の実践家である場合もあります。研究者が研究の場でもある現場において役職をもっているようなことがあれば、現場の実践家のなかには、「研究への参加次第で自分が評価されてしまう」といった驚異が生じることもないとは言い切れません。その点からも、研究の方法、フィールドの特徴を理解したうえでの配慮が不可欠になります。

加えて、患者・家族への倫理的な配慮も大切です。研究の過程でカルテや看護記録を見た場合は、どのように許可を得たのかについて明記します。看護ケアの研究を実施する場合の患者・家族に関する倫理的な課題は、研究計画段階および研究の進行のなかで常に注意が払われ、十分に吟味されていなければなりません。

倫理的な側面は研究目的や内容によって異なりますが、「この研究ではどのような判断のもと、どのように配慮し

たのか」を記載します。それらを視野に入れたうえで、以下のような点について具体的に明記しましょう。

倫理的配慮に関する記述の内容

- どのように研究参加者を募ったのか
- 強制力が働かないように留意したか
- 参加は自由意思に基づいて決定できるよう配慮されていたか
- 断っても不利益がないことが保障されていたか
- 途中で中断できることが確約されていたか
- 希望に応じて情報は開示され、結果もフィードバックされることが約束されているか
- プライバシーを守ることや匿名性の保障などがされていたか

---

*

以上のように、「研究方法」はどのように研究が遂行されたのかを述べる重要な項目です。これらは研究計画書の段階で十分に検討・配慮しておきましょう。そして、報告書では研究の全容がわかるように提示していきましょう。

3. 結果・考察

質的研究では研究方法や目的に応じて、結果や考察のまとめ方にも違いがあります。また、アクションリサーチとしてまとめるうえでも、アクションリサーチなりの特徴があります。

Morton-Cooper (2000/2005) は、アクションリ

サーチの「結果」および「考察」では、鍵となる結果とそれらの実践における意味を提示していくことが大切だと述べています。しかし、その提示をどのようにしたらよいのかが大きな悩みどころです。そのため、結果と考察については、次項で改めて説明します。

　「結果」では、結果によって生じた新たな疑問、成果を今後どのように広めるのか、新たな疑問にどのように取り組み、解決を目指していくのかを要約して提示します。これらは「研究の限界」や「実践への示唆」といった別の項目として述べることもあります。

4．結　論

　結論は序論と対になるものです。研究を行うにあたり立てた問いの答えは何だったのかということを整理します。つまり、序論と結論の関係は、問いと答えの関係になっていることが大切です。

　まとめ方としては、まずどのような目的で、どのような研究を行い、その結果として何がわかったのか、研究を通して何が言いたいのか、ということを簡潔に要約するのが一般的です。

5．文　献

　論文の執筆にあたって、引用したり参考にした文献を一覧にして明示します。記載の様式は、前述したように投稿先の規定に沿います。

＊

　なお、論文の項目立ては、ここで紹介したのとは異な

る方法で表されることもあります。たとえば、Stringer (2007) はアクションリサーチの項目立てとして、前述した「考察」と「結論」の部分を、「成果（見解）」「結論」と表現することを提案しています。「成果（見解）」では、何が見えたのかということのなかに、その現場における今後の研究の必要性までを含めて記述します。先に触れた「研究の限界」までをまとめるような意味合いが強いといえます。

　また、Stringer (2007) の提案する「結論」とは、今後どのようなことが提案できるのかを明確にすること、新たな発見、理論的な見方をまとめるものです。要約というよりも、むしろ実践への示唆に重きをおくスタイルです。

　いずれにしても、論文としてまとめるときは、盛り込むべき内容が確実に盛り込まれ、**ひとつの流れが完成する**ことが大切です。そのことに留意しながら書き進めてください。

Ⅲ. アクションリサーチの結果・考察の記述

1．アクションリサーチの結果とは

　筆者らはこれまでアクションリサーチのアプローチを用いた研究プロジェクトを立ち上げ、複数の施設にわたって共同研究を行ってきました。現在、施設ごとのまとめとそれを統合したまとめを行う段階に入っており、研究報告会を定期的に開催し、現場で何が起こり、どの

ような変化がみられたのかについて、資料を用いて報告しあっています。ディスカッションも活発に行っています。

　ところが、いざ論文にまとめようとしたところで壁にぶつかりました。「**これまでの質的研究と違って何だかまとめにくい**」という声があちらこちらから聞かれ始めたのです。こうした印象を招く原因は、矢守（2010, p.24）があげるアクションリサーチの以下のような特徴によると思われます。

アクションリサーチの特徴

- アクションリサーチでは、研究課題、疑問について記述され話されたものすべてが、分析の対象となる可能性のあるデータである
- アクションリサーチでは、変化の結果だけを取り上げるのではなく、その変化の過程すべてが重視される
- アクションリサーチの結果とは、疑問をもったところから始まり、ある時点での途中経過である

　アクションリサーチでは、時期や局面によって、現場で起きている事実を認識することが重要な時期もあれば、研究参加者間で価値を調整する時期、まったく別の現場や実践と調整や交流を図ることが有効な時期もあります。そのため、アンケート調査やインタビューをしたほうがよいときもあれば、観察やワークショップが重要な役割を果たすこともあるのです。つまり、**フィールドでの情報すべてがデータになり得る**のであり、そのため、情報量が膨大なのです。

そしてまた、変化の過程を文章でいきいきと伝えていくことの難しさもあるでしょう。「インタビューでこのように語られた内容が、AからBへ変化した」ということであれば、言葉をそのまま記述すれば伝えることができ、比較的簡単です。しかし、「行動Aから行動Bへ変化した」という過程（観察した時間の流れ）を文章で表現したり、**観察した行動から意味を見出すことは、実はとても難しいのです。**

　さらに、看護がよくなることを目指して研究を始めますが、看護の現場は常に変化を伴っているため、**明確な終わりというものがない**のです。結果をまとめるときになると、何をどこからどこまで書いたらいいのかがわからなくなってしまうようでした。

　これらの点を押さえながら、結果と考察を記述していく際のヒントになるのではないかと考えいくつかのポイントについて、順に説明していきます。結果や考察は一律にこうすればよいということを提示するものではありませんが、皆さんが同じような悩みに遭遇したときの参考にしてください。

2．活動の過程を記述する

❶ 言いたいことを一言で言えるか

　以前、ある本を読んで目からウロコが落ちたことがありました。どんなに膨大なデータをもとにした超大作の論文であっても、よい論文を書く著者とは、一言でいうと何なのかという問いに、一言で簡潔に答えることができるというのです。そう言われれば、思い当たることがあります。これまでにいろいろな本や論文を読んできま

したが、確かに、わかりやすい論文というのは、実に見事に何を言おうとしているのかがよくわかります。研究でいえば、どのような問いに、どのように答えているのかが明快なのです。

アクションリサーチのデータ量は膨大です。しかし、何を言いたいのかということを決して見失わないようにしてください。研究目的と照らし合わせ、看護の発展につながることを念頭において整理することが大切です。

たとえ、**言いたいことを一文で表現**できたとしても、データ量が多いとあちらこちらへと話は飛んでしまいがちです。ですから、そもそも一文で表現できなければ、論文としてまとめるのは至難の業といえるでしょう。

整理しきれないときは、「循環するらせん構造」の図（第1章の図3、p.40）にあるように、意図していなくても、ひとつの活動からいくつもの活動（うねり）が現場のなかに生じている可能性が大きいと思われます。その場合はいくつかの論文に分けてまとめることも視野に入れましょう。

② 場面を詳細に説明する

出来事（場面）を説明する際には、次のようないくつかの視点を盛り込むとより伝わりやすくなります。とりわけ、危機や成功のターニングポイントとなった出来事を取り上げておくことが重要です（Stringer, 2007）。

場面を説明する視点

- 誰が
- なぜそれを行ったのか

- その行為者（参加者）は何に動機づけられたのか
- どのような行為や活動が起きたのか
- どこで起きたのか
- どのくらいの期間か
- それに対する周囲の反応はどうか
- 周囲からはどのように思われているか（順調に進んだのか）
- それはどのような資料に基づくデータなのか

　記述するデータは、①実際に観察された出来事や具体的な参加者の生の語り（**素データ**）の場合もありますが、②具体的なデータを分析したもの、さらに、③データに対する解釈を記述する場合があります。

　素データ、分析、解釈の記述のバランスをどのようにとるかは研究者の選択に任されるところですが、バランスをうまくとり、読者が「なるほど」と納得できるようにすることが重要です（グレッグ・麻原・横山，2007）。その際、それぞれのデータは種類が異なるので、**異なる種類のデータを混在させない**よう注意しましょう。生の語り、語りを研究者が解釈したこと、といったように明確に分けて提示します。いずれのデータを用いるとしても、常に研究目的と照らし合わせ、ずれのないように記述することが大切です。

　また、自分たちの研究ではどのような点を見ていこうとしているのか、観察点を明確にして頭をすっきりさせておくことをおすすめします。Holzemerの提案したアウトカムモデル[2]は頭のなかを整理するのに役立つので参考にするとよいでしょう。

2. アウトカムモデル
outocome model

ヘルスケアリサーチのためのモデル。サブストラクションと併用することで実証研究や評価研究の分析により有用とされる。このモデルは研究論文全体を見渡すことができるために質的研究の分析においても有用である

❸ どのような立場で観察・記述したのか

アクションリサーチは、研究が進む過程において活動や目標が何度となく検討され、変更されていきます。すべての変化には、人の価値観、好み、希望、不安、恐れなどがかかわっています。そして、変化には問題もつきまといます。立場や状況、また、個人的な理由によって、何を望ましい状態と考えるのかが異なるので、変化の決断のなかで葛藤や対立が生じているかもしれません。このように変化の状況を取り巻く環境は複雑なのです。

そのため、現場で生じている問題に対してどのような活動を行ったのか、そこで何が起きたのか、なぜそれが起きたのかについて説明する必要があります。どのような価値判断を伴って決定されたのか、また、それらは誰がどの立場から観察し、データとして記述し、解釈したのかということを記述します。

時系列で見た場合、現場がある局面から次の局面へ変化していく地点があるはずです。その**継ぎ目にあたる部分を丁寧に説明する**よう心がけてください。そして、そこで目指すところ（願い、目標）が研究参加者の望みであり、対話をもとにして決定されている状況が描けることを目指します。

❹ テーマ、カテゴリー化する

整理されたデータは、テーマをあげてまとめたものであったり、カテゴリー化されたものであったり、さまざまなスタイルで提示されます。どのような方法であろうと、情景がわかることが大切だと繰り返し述べてきたように、何が明らかになったのかを整理していくときに、鍵となる特徴を大切にすることは共通しています。

Stringer (2007) の例を用いて特徴を見つけるということについて少し説明しておきましょう。

　注目した問題解決に向けたプロセスのなかで、危機や成功のターニングポイントとなった出来事について記述しておくことが大切であることは前述しました。そうした現場の状況のなかでKeyとなっている特徴を眺めてみましょう。ある出来事においてKeyとなる特徴をあげ、何か名前をつけておきます。それらを常に比較してください。

　たとえば、「討論」「対立」「批判」「非難」などの名前がつくかもしれませんが、それらを並べてみると、共通している「葛藤」というくくりでまとめることができそうです。参加者にとってどういう体験になっているのかということに注目すれば、「葛藤」が参加者の体験を語るフレームワークになっていきます。このように特徴を見つけていくのもひとつの方法です。

　共通しているばかりでなく、その状況においてどのような意味をもつのかという重要性、特に研究目的、研究疑問、問題解決において重要な意味をもつ特徴を探っていくことが大切です。

⑤　ストーリーにおいて研究者は登場するのか

　研究者−研究参加者の関係は、収集されたデータとその解釈に影響を与えます。この両者の関係は、完全に断ち切ることはできません。矢守 (2010) は、好むと好まざるとにかかわらず、観察の対象となっている現場の様子と、現場の様子を観察するという研究者の現場での身のおき方は、混じり合うことなくきれいに分離することは不可能とさえ述べています。

　看護研究におけるこうした研究者−研究参加者関係に

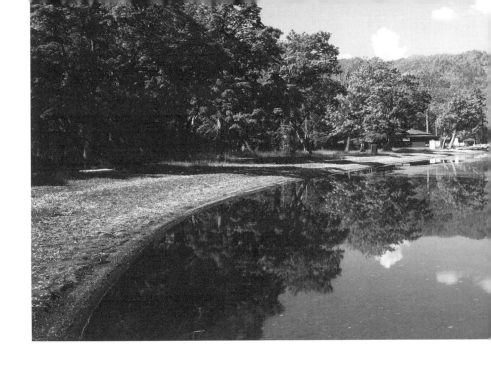

　よって起こる現象は、実験研究などと比べ、研究者のバイアス（データに対する解釈の偏り）となるものであり、好ましくない現象として指摘されがちでした。そのため、これまで論文では、研究者が明確に登場しないように工夫することが好まれる傾向にありました。実証主義に基づく伝統的な科学論文に近づけようとして、質的研究では非人称化すること、つまり、「わたし」などの一人称を用いない、受動態を用いて主語が明らかに登場しないようにするといった工夫がされてきたのです。それを客観的な事実として見ようとしていたのです。

　しかし近年、質的研究においては、研究者の影響があることを前提にして、それを詳細に描くことが大切であると考える動きが広がっています。アクションリサーチともなれば、研究者の影響を削除しようとすることそのものがナンセンスといっても過言ではないかもしれませ

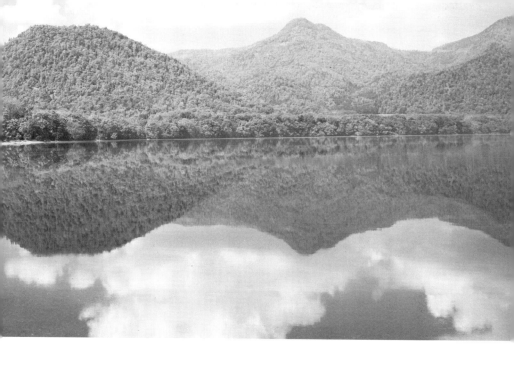

ん。アクションリサーチはまさに変化している現象を
扱っており、そこに研究者が関与することが前提の研究
だからです。

　だからこそ、一人称「わたし」を登場させていくことが
必要です。**研究者の拠って立つ位置**によっては、二人称、
三人称を用いて表現していくこともあるでしょう。重要
なのは、単に一人称なのか二人称なのかというよりも、
読者が読んでいるときに、参加している研究者の立場、
起きていることなど、状況をありありと思い描くことが
できる記述であることなのです。

　ただし、アクションリサーチでは、直面する出来事に
対して、研究者が研究者としてその場に関与すべきかど
うかという判断が常に問われていることを忘れてはなり
ません。それゆえに、この研究に研究者がどのように関
与しているのかと**研究者の立ち位置を明確に論じていく**

ことが必要になります。研究開始時のスタンスとともに、出来事ひとつひとつにおける立ち位置、自分の価値観や信念の影響も考慮に入れて記述することは、収集されたデータと解釈への研究者のバイアスを少なくするうえで不可欠です。

⑥ 研究に終わりはあるのか

　アクションリサーチの結果をまとめる難しさとして、明確な終わりが見えないこともあげました。終わりがないというのは、何となく研究のまとめとして締まりがないような感じがするものです。

　アクションリサーチのデータ収集をいったん区切る目安としてMorton-Cooper（2000/2005）は、分析のなかで**飽和状態に到達したと感じた時点**がひとつの目安になると述べています。それは、鍵となる結果が出たことを示すに足る根拠が得られたと思えたときです。そして、そのプロセスを提示した報告書を読む人にも、「確かにそうだという感覚をもってもらえるだろう」と研究者が思える時点であるとされています。

　しかし、実際の研究は、たとえば、病院内の課題研究であれば、ある一定の研究期限内で行わなければならないという場合も少なくないでしょう。こうしたこともあって、研究は、エンドレスというよりも、逆に志半ばという感じがして、中途半端に思うかもしれません。

　こうした印象をいくぶんでも解消するためには、計画開始の時点から大枠で現実的な目標を立てておくことが大切です。入念に計画しておくことが、後に研究が終わり、まとめをするときにとても役立ちます。

　変化に終わりはありません。アクションリサーチの結

果が、ある時点での途中経過であることを念頭におき、問題を引き起こしているさまざまな状況の結び目やもつれがどこにあるかを意識し、そこでの行動と変化にかかわるデータの詳細な検討をしていきましょう。

3. 意味を見出す

① 何が見え始めたのかを記述する

　アクションリサーチでは、前述したように、研究の終わりが途中経過であるという特徴があるので、この項題も「何が見えたのか」ではなく、「何が見え始めたのか」としました。

　アクションリサーチは、現状がどのようになっているのか、どのような意味をもつのかを理解することを目的とした解釈主義的な考えから一歩踏み出て、さらに解決策まで導くことを目的にしている研究です。つまり考察としては、なぜそのような経過をたどったのか、そこに何が起きていたかに意味を見出し、さらにそこから、看護においてどのような成果（学び）が期待されるのかを**第3の視点**[3]で分析・考察していくことが求められます。

　こうした**意味を見出す作業**が研究の最終段階になって初めて行われるわけではないというのが、アクションリサーチの特徴でもあります。意味を見出す作業は、研究が実践、評価、リフレクション（内省）、行動計画の修正、そしてまた実践というらせん状の循環構造を進むなか、いくつもの段階で行われています。Morton-Cooper（2000/2005）は研究の全プロセスにおけるデータ探究の時期として、以下の4つの段階をあげるとともに、これら4つの時期を通して、表4のような問いに答えること

3. 第三の視点
実践者と研究者（局外者）という2つの視点を併せもつ研究者（フィールドワーカー）の視点を指す。実践者あるいは研究者という単独の視点で現場を見るよりも深く状況を考察できるとされる

表4　データの探究

● 本研究で調べられる鍵となる概念または課題は何か？　議論の焦点は明確になったか？　研究を要する問題はどんな性質か？　効果的な実践を阻む障壁は明確になったか？
● それらの障壁はどのようにまた誰によって作られたのか、そして、共同研究者はそれらにどんな方法を用いて挑み改変したのか？　そのような取り組みをどのようにして効果的かつ倫理的に行ったのか？　他の関係機関は助言を求めてきたか？
● 鍵をにぎる人材は確認されたか？　問題解決に向けて事業遂行上の支援強力を得る必要があるか？　改善に向けた活動が反対されているとしたら、その理由は何であり、改善されないことによって誰の利害が護られ、あるいは危険にさらされるのか？
● 問題について共同研究者が設定した鍵となる前提は何か？　それらは正当化できるか？　データが示した信念や価値は何か、そしてそれらは問題解決することにどのように影響するのか？　成功するために、共同研究者は、信念の"文化的(習慣的)な転換"に賛同し、同僚や研究の周辺領域の人に新しい立場に適応するように求めるのか？　研究はどんな意識をもたらしたのか？　感情はどのように表現され、問題解決過程で彼らはどのように助け合って(あるいは手間取って)きたのか？

(Morton-Cooper, A. (2000) /岡本玲子・関戸好子・鳩野洋子（2005）. ヘルスケアに活かすアクションリサーチ. 東京. 医学書院. p.95より)

を推奨しています。

データ探究の4つの時期
● データを転記し分類するとき
● データの内容について共同研究者とともにクリティカルに分析するとき
● データが的確・忠実で知的な論述をしているかについて協議するとき
● 研究過程がフォーマルな評価を受けるとき

　4番目にあげた「フォーマルな評価を受けるとき」とは、明らかになった問題の解決策を提示し、洞察に満ちた課

題を生み出すという、成果を見て取れる段階です（Morton-Cooper, 2000/2005）。これは論文をまとめるうえでの最終作業の段階といえるでしょう。研究を総合的に第3の視点で分析・考察していく段階です。論文の項目立てでみると、「考察」にあたる部分であり、Stringer（2007, p.182）が「結論」と述べている段階に位置づくでしょう。

この第3の視点で分析・考察する最終作業では、既存の研究と比べて新たな発見は何か、この現場ではどのような問題があり、組織を向上（変化）させていくうえでどのようなプログラムを提案できるのかを明確に提示することが求められます。Stringer（2007）は論文の結論を以下のように論じていくことを提案しています。

結論の論じ方

- 結果を要約する

- 参加者の経験や見方を提示し、既存の文献でいわれていることと比較する

- 理念、プログラム、実践、研究などへの応用性を探究する

- 現在の方法を改善できるような、今後の活動の拡大や修正の具体的な方法を提示する

- いま行っている研究結果をさらに膨らませ、発展させていけるような助言を記述する

アクションリサーチは現場の問題解決に向けて行われる研究活動です。ですから、常に研究目的、研究疑問と照らし合わせてディスカッションを進めていきましょう。その際、問題となっている状況を解決、改善しようとし

ている参加者の視点からそれを理解することを忘れては
いけません。

　研究者は得られた結果を参加者にフィードバックしま
すが、フィードバックして得られた反応も新たなデータ
として最終的な報告に加え、参加者の視点をさらに取り
入れるように努めます。結果に述べていないことを考察
で述べることはできません。ですから、最終的な報告に
新たな知見を加えるときは結果にも追加します。これも
循環構造を進むので、論文にまとめるためにはどこかで
一区切りをつける必要があります。

② データから意味を得ること

　観察データから意味を見出すということは難しい作業
だと思います。そこで、ここでは観察データから意味を
見出すプロセスの一例として、看護師が語る「わざ」に
ついて、筆者が参与観察[4]のデータをもとにデータの意
味を見出していった過程を紹介します。アクションリ
サーチではありませんが、参与観察で得たデータなので、
データを解釈するプロセスをつかむうえでヒントになる
ものと考えます。

　研究を簡単に紹介しておきましょう。本研究はもとも
と「看護の『わざ』はどのように臨床現場で伝達されてい
くのか」を明らかにしようとした研究です（平井，2005）。
「わざ」は言語化することが難しいといわれているので、
簡単にインタビューなどで答えてもらうことはできませ
ん。そこで、日常の臨床現場（小児病棟）に入ってデー
タを収集する研究手法を選びました。

　参与観察を進めるなかで、日常の臨床のなかで「わざ」
というものは看護師自身にあまり意識されていないもの

4. 参与観察
participant-observation
人類学的フィールド
ワークの中心的技法で
あり、文化人類学、社会
学をはじめ、多くの学
問領域で用いられてい
る。観察対象となる現
場に入り、人々と生活
と行動を共にし、内部
からその現場集団の生
活を観察する研究手法

だということがわかりました。特定のやり方を指して「わざ」と呼ぶこともありません。しかし、ある特定の状況においては「わざ」について語られることがありました。何らかの難しい看護場面に対応できる看護師について噂するときです。「Aさんはわざをもっている」などと「わざ」について語られるのです。しかも、他の看護師の噂であって自分の話ではありません。

　このように看護師間で語られる「わざ」に興味を抱いた研究者は、看護師が「わざ」と語るスキルは何かというもうひとつの問いを立て、研究を進めていきました。論文ではこのような「わざ」を取り巻く病棟内での社会的な相互行為に着目してデータを収集しています。

●看護師Aさんの語り（吸引場面についての語り）●

　「Bさんがやるとスッと入ったんです。体位は別にそのままで……、顔だけちょっと右に向けてね。患者さんの嚥下の……何ていうか、強弱のタイミングのね、何ていうのかな……。そこの嚥下がスムーズに、ここで（ジェスチャーで喉元を指す）スッと、こうね。分岐部というか、そこがうまくいけば……」

　ベテラン看護師のAさんは私（研究者）に、看護師たちの間で難しいといわれているこの看護場面に対応できる同僚のベテラン看護師であるBさんのことを「わざをもっている人」だと教えてくれた。
　Aさんは別の場面で自分もそれをやってみようと試みていた。その結果、しばらくして自分でも成功した実感を得ることができたのだが、次のように語った。

「私は入れるときにあの子なりの何かがあると思う……。何ていうのかな……、あの子に合う……、それこそ、わざっていうのかな。それを知りたい。見つけてあげたかった」

●観察データの分析 (一部抜粋)●

「わざをもっている人」と同僚から呼ばれる看護師、同僚をそう呼ぶ看護師のデータをつなぎ合わせていくと、次のような関係性がみえた。

ベテラン看護師のＡさん、Ｂさん、Ｃさん……は各々に自分以外の看護師の吸引のやり方がよいと思い、自分もそれをやってみようと試みていた。その結果、しばらくして自分でも成功した実感を得ることができた。

しかし、人のやり方を見てうらやましいやり方だと思っていたときとは異なり、自分だけで成功してみると、それは「わざ」だと思ったり、ぜひとも人に伝えようと思うような特別のやり方ではなかった。もっとよい方法があるのではないかと新たに探し始めていた。「吸引して子どもが楽になった」と呼吸状態の変化を見て安堵したとしても、他者による評価や承認が得られないと成功したことの価値を実感できなかった。そうした「わざ」に対するベテラン看護師の態度は共通していた。

●解　釈●

「わざ」は、現象として看護師の目の前に固定されたかたちで現れるものではなかった。「わざ」は、客観的にそれが患者にとって重要であると思われ、それは看護師の

主観とも一致しているが、前回より高度な技術もいったん身につけてしまえば、実際に施行した看護師にとってはそれが「わざ」であるかどうかは問題ではなくなっていた。さらにもっとよいやり方へと関心を移しながら実践しており、その技術は意識されなくなっている。

●意味を見出す●

「わざ」とは、自分は習得していないが同僚がもつ、あるいはもっているであろう優れた方法に対する主観的な表象であり、看護師はより高度な技術を実践のなかで習得していこうとする。「わざ」は相対的かつ状況依存的なものであり、永久不変の明示的な技術ではなかった。すなわち、「わざをもっている人」の技術であっても、完成という固定化された時点がないことを示している。

看護師が「わざ」と語るスキルは実践に内在する状況依存的なものであり、実在的な概念ではなく、関係的な概念と理解することができるのではないか。

4．信頼性・妥当性の問題

① アクションリサーチにおける信頼性・妥当性

量的研究で一般的に用いられている信頼性（測定したいものがどの程度正確に測定されているか）、および妥当性（測定しようとしているものを実際にどの程度測定できているか）という評価基準は、質的研究にそのまま当

てはめることはできません。質的研究においては量的研究のそれに変わる概念が用いられます。また、質的研究のなかでも評価基準は研究方法の特徴によって異なっていたり、研究者によっても異なっていたりします。

　Morton-Cooper (2000/2005) は、アクションリサーチでは**絶対的な信頼性 (reliability) というものを確保することは不可能**だと述べています。その理由は、ある特有の現場の問題解決を取り扱うという個別性や、変化しながらそのとき特有の状況を生むというアクションリサーチの性質が、ニュアンスやユニークな視点を反映したものであるべきだからだということです。そこで、アクションリサーチの評価基準としては、**文化的 (慣習的) 妥当性 (cultural validity)** をもつことが最も重要であり、研究が細かくチェックされたうえで、問題に関して有用で信用できる物語となっているかどうかが重要だとしています (Morton-Cooper, 2000/2005, p.90)。

　具体的には、直感的にもっともなことのように思えたとしても、それを説明するための必要なデータが記述されているか、この研究は協力関係のなかで行われたものか、描かれている物語は現実にありそうで、現場で起きている出来事は読者が納得できるものかといった事がらを正しく十分に記述されることが求められています。これらの詳細は、次項「研究論文のクリティーク」(p.154) を参照してください。

❷ 妥当性を高める方法

　データの妥当性を高めるうえで、個人や手段によるバイアスには常に注意することが必要です。思い込みやかけ離れた解釈を避けるためには、データを丁寧に、具体

的に記述していくことが不可欠です。加えて、アクショ
ンリサーチの妥当性を高める技術として、次のような方
法が提案されています（Morton-Cooper，2000/2005）。

アクションリサーチの妥当性を高める技術

- 外部のオブザーバーを得る
- 介入を異なった状況で追試する
- トライアンギュレーション[5]を用いる
- デュプリケーション[6]をする
- ピアレビュー[7]を行う

　特にデータを探究する際に、共同研究者、ピアグルー
プ、研究グループにかかわる主任研究者等の存在はとて
も重要な役割を担うでしょう。アクションリサーチを孤
立無援で行うということはおそらくないでしょうから、
ぜひ研究にかかわる者同士で**対話**をしてください。
　とりわけ、研究の舞台となるその実践の場で何が起き
ているのか、どのようなアクションを起こそうとするの
かといった、取り組み初期のフィールド分析、研究計画
の段階に誤りがないかどうか十分に検討しておくことが
重要です。対話をしたりスーパービジョン[8]を受けること
は、自分だけの思い込みやとらわれから解き放たれるう
えで有効です。
　得られたデータや結果を協働して継続的に比較し分析
するという作業には多くの利点があります。対話を通し
て問題を焦点化させていくことができます。また、継続
的な対話は、共同研究者、グループの凝集性を高めるこ
とにつながることにもつながります。さらに、レビュー

5. トライアンギュレー
ション　triangulation
異なるデータ収集の手
段や技術などを使って、
同じ現象に関する情報
を収集する方法。いく
つかの手段を併用する
ことでそれぞれの手段
の弱点を補強でき、ま
た、それぞれの長所を
生かして検討すること
が期待できる

6. デュプリケーション
duplication
分析を二重に行うこと。
共同研究者間でデータ
にかかわっていない他
の共同研究者グループ
がデータを分析する。
データ収集したグルー
プとの意見の一致、相
違などをみることがで
き、データ分析の洞察
を深めることができる

7. ピアレビュー
peer review
共同研究者同士（ピア
グループ）で得られた
データをもとに、結果
を継続的に比較・分析
し、検討する協働作業
のこと。ディスカッ
ションを重ねることで、
分析を洗練させること
が期待できる

8. スーパービジョン
supervision
研究において専門的な
訓練を積んでいる人や、
監督する立場の人から
受ける指導や助言。主
に研究グループにかか
わる主任研究者や研究
指導者から受ける場合
が多い

の場は、研究者のファシリテーターとしての教育の場にもなり得ます（武井・春見・深澤，1994）。

　これら一連のプロセスは研究プロセスの一部であり、すなわち、結果の妥当性を高めていくプロセスもその一部として組み込まれることが大切です。

Ⅳ. 研究論文のクリティーク

1. クリティークとは

　研究を始めるときは、自分の研究テーマと似た先行研究の文献を読むのも大切なプロセスのひとつです。読むときは、その研究が自分の研究や身近な実践に活用できるかどうかという視点で読み進め、読み終えたときに、参考になりそうな文献、あるいはあまり参考にならない文献だと、自分の研究や実践におけるその先行研究の価値を見極めます。**研究のクリティーク**とはこのように、研究を読み進める視点や見極める判断基準などをもって、研究の短所や長所を分析し評価することをいいます。

　とはいえ、その評価が好き勝手になされたのでは困ります。一定の基準をもって系統的に行っていくことが求められます。それが正しくその研究を理解することにつながるのです。

　クリティークの際の視点や判断基準はとても重要です。ところが、「このクリティーク（critique）」という言葉が、「批判する（criticize）」「あら探しをする」といった否定的な意味としてとらえられ、対象となった論文の執

筆者が傷つく経験をしているという問題が指摘されてき
ました。
　本来、クリティークとは、自分の研究の参考になりそ
うな点を見つけたり、研究を発展・洗練させていけるよ
うに議論を展開させていくことに用いられるべきです
(Burns & Grove, 2005/2007)。研究には長所もあれば
短所もあります。クリティークするためには、その両者
をきちんと見極められるような一定の知識とスキルが必
要です。そうでなければ、単に研究のあら探しをするだ
けになってしまいます。

2．知的なクリティーク

　Burns & Grove (2005/2007) は、研究をクリティー
クすることは、知見を実践に活用したり、科学的知識を
生成したりして、看護知識を発展させ洗練させていくこ
とを可能にするといっています。そして、こうしたクリ
ティークのことを、**知的クリティーク** (intellectual
critique of research) と呼んでいます。
　研究における知的クリティークは、過去の研究経験や
その話題に対する知識を基礎においた利益、限界、意味、
意義を判断するために、系統的でバイアスのない慎重な
検討が含まれるとしています。そして研究論文全体の質
を評価する基準として、**研究の信頼性** (credibility)
と統合性 (integrity) をあげています (Burns & Grove,
2005/2007)。
　こうした基準は専門家によって見解に違いがあります。
たとえば、Morton-Cooper (2000/2005) は、Avis
(1994b) の論文を引用し、研究論文を、①研究目的の適

切性 (relevance)、②根拠の妥当性 (validity)、③結論での主張を支持する根拠の豊富さ、という３つの視点から見ることを提案しています。また、適切性 (relevance)、妥当性 (validity) を基準においている専門家もいます (Hammersley, 1990)。いずれにしても、こうした基準は簡単に評価できるものではなく、それぞれの基準ごとに判断を下す必要があります (Pope & Mays, 1999/2001)。

　アクションリサーチのクリティークにおいて重要なのは、アクションリサーチの特徴を十分理解したうえで、吟味された評価基準が用いられることです。アクションリサーチの研究論文を知的にクリティークするための知識とスキルをしっかりと身につけましょう。

3. アクションリサーチの知的クリティーク

　アクションリサーチの成果報告で重要なのは、解決した結果だけではないということは前述しました。その現場で起きている問題とその問題の解決を目指して起こった行動・変化が、一連の記述のなかから読み取れるようにすることが重要でした。つまり、変化にかかわる記述すべてが評価の視点として重要というわけです。

　具体的には、単に活動内容を説明するだけでなく、何を行ったのか、その研究が文化的・慣習的にその場に妥当だったのか、その研究を通して研究にかかわる者が何を学んだのか、また、活動の展開にかかわるさまざまな判断やメンバーとの協働（対話）はどのようになされたのかなど、そこで生じている相互作用が含まれます。

　アクションリサーチにおける具体的なクリティークの視

表5　アクションリサーチをクリティークするためのガイドライン

研究のねらい（研究目的）

- 研究者の研究目的は明確か？
- 研究課題または研究問題は明確であり、曖昧なところはないか？
- イニシアチブはずっと持続されているか？
- ひとつの進展がどんなふうに次につながっていくのかがわかるか？
- 問題解決過程はきちんと行われているか？
- 最初に大筋を決めていた研究のねらいにかなう研究結果がよく出たか？

研究の取り扱い（研究の管理運営）

- 説明を要する者すべてに説明がなされるように、十分な対応を保障したか？
- 研究を行うにあたって正式な許可を求め、承諾の文書を得たか？
- 研究の存続を脅かすことに対して、倫理的で建設的な配慮をもって対応したか？
- 共同研究者や同僚、クライアントおよび患者らの権利について、情報提供し、守ったか？
- 予期せぬ問題にも効果的に対処したか？
- 倫理的問題を一貫して考え、予測し、専門的な方法で対処したか？
- 共同研究者の貢献、たとえばフィードバック過程がうまく機能したという確かな根拠があるか？

学んだ結果

- 共同研究者はその経験から何を学んだのか？
- 意図していた文化的（慣習的）あるいは政策上の改善は、調査結果にはっきり現れたか？
- どの結果も共同研究者にはまったく思いがけないこと（驚くほどの成果）であったか？
- 共同研究者はグループもしくはチームとしてどの程度成長したか？
- 研究参加を通じて獲得した新しい技術や性質およびそれが共同研究者グループや個々にもたらした意味とは何か？
- この研究は常に積極的に実践されたか、もしそうでないとすればそれはなぜか？
- 今後の研究に活かせる教訓は何か？

政策や実践に活かせる成果

- この研究がもたらした成果として政策や実践の何が変化し、そして（または）何が改善したか？
- 継続的に改善していることを示す根拠はあるか？
- ステイクホルダーや潜在的なステイクホルダーは、結果とその妥当性について説明を受けてきたか？
- 後援者は常に経過報告を受け、研究の最終報告書により自分の重要性を心に留めたか？
- 研究の結果新しい疑問や問題が生まれたか？　もしそうなら、それらの関連性や意味を明確にし、要約したか？

次ページへ続く

前ページより続く

報告書の質

- 報告書は明快で論旨は一貫しているか？
- 分析は徹底的に行われ矛盾がないか？
- 分析は多様な意見を反映し尊重しているか？
- 報告書は上手に内容を示し、正しい引用を行い、読む者の興味を引くものか？
- 文献レビューは豊富で信頼でき、主要概念を含んでいるか？　協働によるものとはっきりわかるか？

妥当性

- 研究の設定は、明らかにした研究課題や研究問題に関連し、適切であったか？
- 研究参加者の体験や意見を、十分に説明しているか？
- 感想や結果から本研究は、他の人々の解釈や合意を塗り替える、真の信頼できる試みと読み取れるか？
- この研究は信じられるか？　経験を積んだ実践者にとって有意義なものか？
- 研究は常に本当の協力関係のなかで行われたか？

付加価値

- 共同研究者は、研究の経験を楽しみ、益を得たか？
- 集団凝集性が増し、チームでよりよく仕事ができているという確証があるか？
- 共同研究者の問題解決能力は増したか？
- 残っている問題や特典を常に確認していたか？
- 参加したことで研究基盤の実践に対する態度は変化したか？
- 研究者の専門性に通じる興味に焦点があてられた、あるいは処理を要する「未解決の問題」はあるか？
- 報告書が公表されたあとも、研究を続ける主題への関心が途絶えないという確証があるか？
- 筆頭研究者だけでなくすべての共同研究者とともに普及策が練られたという確証があるか？

(Morton-Cooper, A. (2000)/岡本玲子・関戸好子・鳩野洋子（2005）. ヘルスケアに活かすアクションリサーチ. 医学書院. p.105-107より)

点として、Morton-Cooper (2000/2005) の示すガイドラインを表5に提示するので参考にしてください。

　クリティークの視点は、研究の妥当性を高めるために、また、自信をもって研究を進めるために、さらに研究の質保証の点検のためにも有用です。具体的には、研究計画書が作成されたときや、提出前に論文をチェックする

ときなど、研究のさまざまな段階においてデータを探究するときのチェックに用いることをおすすめします。そのほか、共同研究者、ピアグループ、主任研究者等と対話をするとき、スーパービジョンを受けるときなどにも役立ちますし、学会などに発表された研究を理解するうえでも有用です。

　クリティークの視点として統一された唯一のものはありませんが、アクションリサーチの理解に裏打ちされた視点は、研究の質を高めるために有効に活用できることでしょう。

V. 研究のプレゼンテーション

1．プレゼンテーションの種類

❶ プレゼンテーションの意義

　研究成果の報告は、紙面や電子ジャーナルなどで論文としてまとめて発表する方法のほか、口頭やポスターなどの視覚的情報を用いて直接参加している人へ向かって発表する方法もあります。直接発表する場としては、学会や病院・施設内での研究発表会などがあげられます。

　学会や研究発表会などでの発表は、論文として発表する場合と大きく異なる点があります。それはその発表の場で直接研究についての意見交換ができるということです。自分の研究に興味のある人から直接質問を受けたり、研究についてのフィードバックを直接得ることで研究を見直すことができます。紙面では一方通行の場合が多く、

また相互交流ができるとしても一定の時間を要するものですが、学会や研究発表会などは、その場が直接交流の機会となり、議論を発展させることができるのです。

　発表時の聞き手は、院内発表であれば同じ病棟の仲間や、違う病棟であっても顔見知りが多いことでしょう。同じ施設内であることで、体制や状況の相違を踏まえてより具体的なエピソードをあげ、身近な問題として議論を発展させることができるかもしれません。何より、自分たちの成果を同じ病院内で共有することができます。

　学会発表などの場合は、所属施設が異なる人も多く、専門領域が同じ場合もあれば、バラエティに富んだ専門職の人々が参加する場のこともあるでしょう。

　しかしいずれにせよ、抄録やタイトルを見て研究に興味をもって来ている人々です。アクションリサーチの場合、研究者と共同研究者はひとつのチームとなって研究に取り組むので、複数が参加しているとはいえ、見えなくなっているところもありがちです。そうした点に関して、違う観点から質問を受けたり対話することによって、新たな気づきにつながるという利点があります。交流が生まれれば、それは研究を洗練させるのにきっと役立つでしょう。

❷　口頭発表とポスターセッション

　最近では、口頭発表であってもスライドなどの視覚情報手段を併用することが多いものです。また、ポスターセッションであっても、座長を配して口頭発表と同じスタイルで進める形式も多く見かけます。このスタイルは、発表者と聞き手の双方向のコミュニケーションが図りやすいという利点があります。対話のスタイルで発表する

場合は、実際に使った資料なども見せることができるので、開発したパンフレットや用具を紹介するには効果的なプレゼンテーション方法といえるでしょう。

2．学会や研究発表会での発表

　発表するにはとてもエネルギーが必要です。ですが、直接的なフィードバックを得て、興味関心をもった人々と交流をもつことを楽しみに、ぜひ学会や研究発表会で発表をしてみてください。それでは具体的に発表の準備をどのようにしたらよいか紹介していきましょう。

❶　発表までの流れ

　学会や研究発表会で発表するためには、主催する学会等に発表者として認められる必要があります。多くの学会では抄録の提出を求められます。提出した抄録は**査読**を受け、一定の質を満たしていると判断されれば、発表してよいと認められるという流れが一般的です。

　査読の基準は学会によって異なります。院内の研究発表会では、一般の学会ほどの査読システムはないかもしれませんが、抄録、あるいは抄録に代わる研究概要の資料の提出などは求められるのが一般的です。

　抄録が受理されたら発表の準備にとりかかります。発表原稿の準備や、口頭発表であればプレゼンテーション用のスライド、ポスターセッションであればポスターを準備します。たいてい発表後に質疑応答の時間が設けられているので、質問を予想し、それに答える練習もしておくとよいでしょう。

表6　質的研究の抄録の概要

研究テーマ
序論(はじめに)
● 研究する現象の明確化 ● 研究目的の陳述 ● 用いた研究方法の明確化(なぜアクションリサーチなのか) ● 研究の展開
研究方法
● 用いた研究方法の背景、哲学、前提の検討 ● 場、データ収集プロセスの端的な記述(参加者数、どのように集まったか)
結　果
● データ ● 分析手順の端的な記述(分析の視点、本人たちの望むゴール) ● 主要な結果(活動と反応、その理由) ● 結論 ● 看護への示唆 ● 後続研究への助言

(Burns, N., & Grove, S.K. (2005)/黒田裕子・中木高夫・小田正枝・逸見功（2007）. 看護研究入門. エルゼビアジャパン. p.653より引用改変)

❷　アクションリサーチの抄録を書く

　研究の概要を高度に縮約したものが**抄録**です。限られた紙面のなかで、取り組んだアクションリサーチの全容を提示することに悩む人も多いのではないでしょうか。

　抄録の記載様式は学会や組織によって異なりますが、おおむね表6に示すような内容を含んでいます（Burns & Grove, 2005/2007）。加えて、筆者らが行ってきた研究プロジェクトを通して、アクションリサーチの抄録としてさらに必要だと感じた視点を表7にまとめました。

　抄録でも、他の質的研究方法ではなく、アクションリサーチという方法を用いた理由を伝えるとよいでしょう。そして、研究参加者がどのような経緯で集まったのかについて説明することが大切です。この部分こそ、この研究が参加型で民主的な研究であるという、アクションリ

表7　アクションリサーチの抄録に必要な視点

● なぜアクションリサーチなのか
● 参加者はどのように集まったのか
● 研究者の立ち位置
● 分析の視点
● 本人たちの望むゴールはどのようなものか
● 実際の活動と反応、その理由

サーチの哲学的基盤と一貫性をもつことを示すものだからです。

　分析手順は端的に分析上の手続きを記述してください。また、初めに立てたアクションリサーチの分析の視点や参加者自身が望むゴールも記述されていると、この研究の大まかな計画や進もうとする方向を読み手も共有することができます。分析手順や視点は、研究方法の項で述べてもかまいません。

　アクションリサーチはデータが膨大なので、整理するのが大変です。しかし、実際に起こしたアクション・活動と反応、その理由が示されることはアクションリサーチの骨格となる部分なので、できるかぎり記述することが望ましいでしょう。そのため、とにかく**自分の研究の一番重要な部分、既存研究との違いがどこにあるのか**ということを視野に入れながら、発表の場で伝えたいメッセージを整理してまとめることが大切です。

　たとえば、抄録では以下のような記述がしばしば見られます。

　「看護師間では相互作用が起こり、結果として、新たな方向性を見出すことができた」

　しかし、これだけではアクションリサーチの報告とし

てはもの足りません。具体的にどのような相互作用が起こったのか、どのような結果が方向性を見出すのに影響したのかまで記す、「それはなぜか」が見えないからです。そこで、次のように少し説明を加えてみるとどうでしょうか。

「カンファレンスの場で日常のケアを肯定的にフィードバックし、ケアの意味づけを行った。その結果、看護師は罪悪感を語ることがなくなり、自分のケアを認めることができ、ケアを広げていった。こうした看護師の変化は、他者から認められたこと、自分のケアを肯定的に自覚でき、自信につなげられたことが鍵となったのではないかと考えられる」

この文章は160字ほどのものです。わずかな分量であっても、このようにエッセンスとなる活動・反応・理由が抄録に盛り込まれていると、アクションリサーチとしての研究の概要を伝えることができます。

抄録はたいてい分量に制限があるので、そのやりくりに四苦八苦することも多いと思いますが、**簡潔にわかりやすくまとめられた抄録ほど、研究がいかに丁寧に分析されているか、その質の高さを知ることができる**のです。

ところで、発表時の留意点とも関係することですが、抄録作成時にはまだ結果の全容が明らかになっていない場合もあるかもしれません。きちんと分析されていないため、エッセンスとなる部分であっても、丁寧に記述することができない場合があります。そのようなときは、抄録では書きれなかった部分を実際の発表で述べるのもひとつの方法です。

③ 発表時の留意点

● 聞き手の期待にこたえられるよう発表の準備をする

　発表の際に留意したい点として一般的に、①わかりやすい発表であること、②指定の時間内に収める、③質疑応答を有効に活用する、ことがあげられます。

　発表の聞き手が求めている内容として、アメリカ心理学会 American Psychological Association (APA) 発行の Publication Manual[9] では以下の4点をあげるとともに、学問的な手続きの詳細はできるだけ省略し、1つか2つの主なポイントに絞ること、発表の主な要点をテーマと関連づけながら、何が中心テーマなのかを聞き手に意識してもらえるように説明することが大切だとしています (APA, 2001/2004)。

9. Publication Manual
APAが発行する学術誌に向けた研究論文執筆の際のガイドラインである。これを文体・書式上の指針として使用している学術誌は1000誌余りにのぼる。APAのウェブサイト上で最新情報が常に更新され公開されている

発表の聞き手が求められること

- 何を、どのような目的で研究したのか
- その研究をどのような方法で行ったか
- それによって何がわかったか
- 結果によってどのような意味が示唆されるか

　アクションリサーチでは、現場特有の具体的な状況がどのようなものであったのかについて、具体的な語りや観察データなどをタイミングよく用いながら発表することが期待されます。抄録では見えない具体的な現場の動きを、臨場感あふれる熱意のこもった語りで発表することが効果的でしょう（表8）。

　何が起こり、それはなぜなのか、ということを抄録で説明しきれていない場合は、具体的な事例とともに、現

表8 アクションリサーチの口頭発表のポイント

● 言いたいことのポイントをしぼる
● 発表全体の流れを明確に示す
● 臨場感あふれる具体的なデータで示す
● 専門用語ばかりでなく、わかりやすい表現を示す
● 早口にならず、ゆっくりした口調で話す
● はっきりと熱意が伝わるような対話を心がける
● 原稿を淡々と読むのではなく、できるだけ語りかける

場の変化、変化の理由、変化が看護にどのように貢献す
るかについて一貫性をもたせて説明していくことが大切
です。また、抄録ですでに記述していれば、聞き手はさ
らに一歩踏み込んで、うまくいかなかった例やそこでの
困難、ほかに波及した事がらなども知りたいと思ってい
るかもしれません。その期待にこたえられるような発表
にしたいものです。

　抄録、発表、その後に続く質疑応答は一貫しているの
で、発表者は自分がいまどこまでの情報を開示している
のか（抄録に書いたか、発表原稿に盛り込んだか）を意
識しながら、発表に続く情報共有の準備をしていくこと
が大切です。発表という貴重な場をぜひ有意義なものと
して活かしてください。

● 発表は制限時間内で終える

　発表は指定の時間内に収めることが重要です。Burns
& Groveは、多くの研究者は発表時間が短いほど、そ
の準備により多くの時間が必要であると感じていると述
べています（2005/2007, p.654）。これは、よい論文を
書く研究者は言いたいことを一言で表すことができると

いう点と通じるものがあるといえます。短くまとめるということは、研究の全容を十分に理解していなければできません。

　制限時間内に終えることができないと、その後の進行に影響を及ぼすのはもちろんのこと、せっかく頑張ってきた研究であっても、言いたいことをまとめきれていないという印象を聞き手に与えかねません。これでは発表の後に続く質疑応答という貴重な場も台無しです。制限内の時間を有効に使いながら、聞き手に興味をもってもらえるように発表全体を構成する必要があります。

❹　質疑応答を有効に活用する

　発表後の質疑応答では、誰もがある程度その研究内容を理解したうえで、さらに深めたい点や補足説明してほしい点について意見交換がされます。発表では、自分は何を伝えたいのかを整理することと合わせて、自分は聞き手とどのようなことについて議論したいか、似た現象を体験している人はどのように考えるだろうかといったことにも視点を広げておくと、より有意義な質疑応答の場を生み出すことができるでしょう。

　これまでに筆者らの研究プロジェクトでアクションリサーチの成果報告をした際に受けた質問の概要を表9にあげてみました。これらの質問内容は、抄録や実際の発表のなかでも必要な情報として組み込まれるべき内容でした。しかし、短時間の発表では十分に伝えきることができなかったため、質問が出たのだと思います。これらがアクションリサーチの発表に必要な内容であり、同時に、聞き手にとっても関心の高いところなのだと実感することができました。

表9　アクションリサーチの成果報告で受けた質問（例）

● アクションリサーチとして、研究者はどのような役割をとったのでしょうか？
● 研究するにあたってチームの成熟度（看護レベル）が関係すると思いますが、この病棟はどのような状況でしたか？
● 看護スタッフをどのように巻き込んでいったのでしょうか？
● 研究が終わった後、現場で継続されていることがあれば教えてください
● この研究における成果が他の看護場面へ波及していることがあれば教えてください
● 私たちも同じような問題に悩んでいるのですが、実践で参考にできることがあったら教えてください
● うまくいかなかったと感じた場面はありましたか？　どのように展開しましたか？

　こうした質問に答えるには、発表者が発表前に研究の特徴や成果を熟知している必要があります。また聞き手の側にも、「もっと詳しく説明してほしい」「もっと深めたい点がある」という能動的な参加のありようが求められます。互いのこうした姿勢があってこそ、質疑応答の場を通して、研究がより洗練され、共有されていくのだと思います。

VI. 研究成果の公表における倫理的な側面

1. 看護研究における倫理

　看護研究を行うときには、倫理的な配慮が求められま

す。医療現場での研究において倫理的な側面が注目されるきっかけとなったのは、ナチス政権下における人体実験[10]でした。そこでの非倫理的な残虐行為（彼らがいうところの生物医学的研究）が公にされ、倫理にかかわるニュルンベルク綱領[11]、その後のヘルシンキ宣言[12]といった歴史的な倫理基準が生まれました。そこでは研究において保護されるべき人権について取り上げられています。医学、看護学、心理学といったさまざまな学問領域の今日の倫理的な規範は、これらをもとに発展してきました。

看護研究における倫理的な基準は、国際看護師協会の看護研究のためのガイドライン（1996年）をはじめ、わが国でも日本看護協会や日本看護科学学会をはじめとした学会単位で設けられています。**看護研究のための倫理指針[13]**では、研究において保護が求められる人権として、①不利益を受けない権利、②完全な情報公開を得る権利、③自分で判断する権利、④プライバシー・匿名性・機密性を守る権利があげられています。これらは**インフォームドコンセント（アセント）[14]**を行うこと、施設内の研究倫理審査委員会へ審査を申請することなどによって保護する必要があるといわれています（国際看護師協会，2003/2005）。

しかし、アクションリサーチにおいては、研究初期の段階に行うインフォームドコンセント（アセント）や研究倫理審査委員会への申請だけでは十分に人権が保護できません。なぜなら、アクションリサーチは研究参加者を巻き込むだけでなく、研究参加者以外の現場スタッフ、患者・家族などへも波及していくうえ、研究期間が長期にわたるため、日々のケアのなかでは予測できない倫理的ジレンマや倫理的問題が研究の進行過程で新たに生じることも多いのです。そのため、倫理的な問題に関して

10. ナチス政権下における人体実験
ナチス政権では、ユダヤ人や戦争捕虜を強制的に参加させ、非倫理的な生体実験を行っていた。麻酔なしの手術など、わが国でも同様の実験が行われた事実がある。遠藤周作『海と毒薬』は人体実験とそれを巡る倫理について実話をもとに書かれた作品である

11. ニュルンベルク綱領
ナチスの虐殺、人体実験などを裁くニュルンベルク裁判を受け、1947年に発表される。生体実験に関する10カ条が規定されており、実験の正当性、被験者の自由意思による参加の保証、身体的精神的苦痛などからの保護、研究を中止できる要求の保証などが盛り込まれている

12. ヘルシンキ宣言
1964年、フィンランドのヘルシンキで開かれた世界医師連盟総会で採択された生物医学的研究における医師への勧告。ニュルンベルク綱領を土台に、治療的研究、非治療的研究における倫理的な基本的原則が具体的に規定されている。発表以降も修正が繰り返されている

は、研究を始める段階だけではなく、研究が進行している間、また、結果の公表に至るまで継続的かつ真摯に取り組む姿勢をもつことが不可欠です。

2. アクションリサーチの公表に伴う倫理的問題

　上述した看護者の倫理綱領を踏まえて見ていくと、論文をまとめる段階では、特に、②完全な情報公開を得る権利、ならびに、④プライバシー・匿名性・機密性を守る権利が脅かされる危険が高いといえるでしょう。

① 質的研究における匿名性の保持に配慮する
　質的研究全般にいえることですが、個人情報の提示は必要最小限にし、特に個人名や施設名については工夫することが求められます。たとえば、「KYさん」「N施設」のように実名をイニシャル化するのではなく、Aさん、Bさん、A施設といったようにアルファベット順に示したり、あるいは断ったうえで、研究参加者にまったく関係のない、「石川さん」「中村さん」などの仮名を用いることもあります。

　年齢や性別なども個人が特定される可能性が大きいので注意しましょう。基本的にはその情報がデータを解釈・考察するときに**本当に必要なのか、どれほど重要なのかという観点から判断し、必要最小限の情報のみ提示する**ことが基本です。データとして、研究参加者と研究参加者の反応が直接結びついて描かれることで、個人が特定される危険があるので、データを記述する際は慎重に吟味すべきです。

　加えて、論文では、感謝の気持ちから、謝辞として施

13. 看護研究のための倫理指針
国際看護師協会が作成した「看護研究のためのガイドライン」(1996年)の改訂版。日本看護協会の「看護者の倫理綱領」(2003年)でも、この指針をもとにした看護研究の倫理的な基準が明示されている。日本看護協会のウェブサイト上で閲覧することが可能

14. インフォームドコンセント(アセント)
informed consent ; assent

説明と同意。インフォームドコンセントでは、患者に説明を理解し、選択肢を選択し、決定し、決定に対して責任を取るという4つの能力が必要である。子どもの場合は発達上それらの責任をとることが困難なため、学童以下の場合「子どもの気づきを助ける」という意味から、「コンセント」ではなく「アセント」という語が用いられる

設名を出してしまうことがしばしばありますが、これも慎重に扱う必要があります。

② 本当に必要なデータか吟味する

　アクションリサーチのように現場に変化が生じる研究では、変化の過程で個人の価値観や信念、感情も揺さぶられます。データについて患者や家族、あるいは同僚からの苦情や非難を得るかもしれません。**現場の生のデータには、そこに参加している人々の関係性に深くかかわる大変繊細なものも含まれる**ので、データを引用するときは、そのデータが本当に必要なデータなのか、研究参加者にとって書き起こす価値があるか否かといった点について十分に注意を払う必要があります。学会や論文で公表する場合だけでなく、参与観察データをピアレビューなどで開放して意見交換するような場合にも、データとして提示すべきか慎重に検討しましょう。

③ 「ここだけの話」は慎重に扱う

　フィールドワークの間、互いの関係が近くなってくると、時には「ここだけの話だけど……」と秘密の話を打ち明けられることがあるかもしれません。そしてそれは、研究を展開するうえで重要な情報となるものかもしれません。

　しかし、研究者にとってはデータのひとつであっても、語った本人にとっては、まさかその発言が公の場に出てくるとは思ってもいなかったということもあるのです。初めに「語りのすべてをデータにしてもよい」と承諾をもらっていたとしても、長いフィールドワークのうちに、具体的にどのような語りがどのように引用されるのかと

いうことのイメージが、研究者と同意した人との間で乖離している可能性があります。

　ですから、プライバシーや匿名性の権利を守れるように、そのデータは参考程度にとどめたり、引用の際には本人の許可を得る、文脈を変えず個人が特定されない工夫をするなどの配慮が必要です。本質的に**秘密裏のデータは公にしない**、あるいはデータとして引用したい旨を告げ、その場で許可を得るといった対応が望ましいでしょう。これは両者の信頼関係を損なわないためにも不可欠なものです。

④ 長期にわたるデータが合法的であること

　研究期間が長期にわたることで、研究参加者は途中で参加を辞退したいと思うようになるかもしれません。その際、実際には調整したり説得することがあるかもしれませんが、最終データとして採用するのを控えることも視野に入れ、データとなる範囲について相手とよく相談して、誠意ある対応をとることが重要です。

　また、長期間にわたって多様な方法でデータを集めるなかには、同意を得ていない人たちの生データが入ってくることもあり得ます。これは意図していなくても、公表の段階で偶発的に起こり得るものです。**データが常に合法的なデータであるかどうか**に細心の注意を払って慎重に対応しましょう。

　研究初期の段階で、研究者は研究参加者と「公表に同意しない」「参加を中断したい」という権利を守る約束を交わしています。同意していない人と同意している人とがともにケアを生み出していた場合、データのなかでどのように扱うべきか、十分注意を払って検討すべきで

しょう。たとえ研究において重要な意味をもつデータで
あったとしても、参加に同意が得られていない場合、同
意しない権利を守ることのほうが優先されるのは言うま
でもありません。

⑤　活動中の参加者の意思を記述する

　活動や変化はその時々で何らかの意思決定のもとに生
じることでしょう。そこでの決定が研究参加者個々の自
由を侵さないように配慮されたなかで決定され、その後
の活動が参加者の願いとして生じていた場合、それはそ
の研究が民主的に進んだことの一側面を表すものといえ
ます。ひとつひとつの活動において、参加者の意思によ
る決定であったことが記述されることは、看護者の倫理
綱領にある、「自分で判断する権利」が研究全体を通して
守られながら進んだことを伝える手段ともなります。記
述する際、丁寧に描写していくことで、倫理的な配慮を
踏まえたデータとして伝わるものになるでしょう。

　とりわけ、日常のケアと密接に関連したアクションリ
サーチでは、研究が経過するなかで、新たに倫理的配慮
が必要とされる問題に出合うことがあります。遠藤・新
田は自らのアクションリサーチ研究の経験を踏まえ、「研
究内容と看護実践が確実に重なり合う場合には、規定通
りに結論を出せる問題ばかりではない」(2001, p.31) と
述べ、相手との関係のなかで進められるアクションリ
サーチの倫理的問題の難しさと重要性を語っています。

　研究開始段階での倫理的配慮とつながるところですが、
常に倫理的な側面に関心を向け、必要に応じてその都度
説明し、了解を得ることが大切でしょう。そして、活動
上の倫理的側面を意識しながらそれに伴う参加者の意思

を記述していくことが大切です。誠意をもって相手との関係を築いていく姿勢が重要であり、それを文面においても表現できるように努めましょう。

⑥ 情報を開示して検討する

　公表時の倫理的な問題に対応するために、どのような情報を公表しようとしているのか、その最終的な情報を研究グループ内で開示しておくことが重要です。具体的には、データの妥当性を高める方法としての、外部のオブザーバーの参加、デュプリケーション、ピアレビュー、あるいはカンファレンスや合同会議などの場において、情報を開示・共有して、倫理的側面について検討しておくことです。これは、個人が見逃していた倫理的な問題を見つけるチャンスでもあります。

　また、そうした場における対話は、研究者、研究参加者の倫理的な感受性を高める最良の方法になるともいわれます（遠藤・新田，2001）。公表前に、描かれた現象（文書）において人権が守られているかという視点から対話を進めてください。研究を公表することによって、研究者自身のモラルをも問われるものだと考えます。

＊

　本章では、研究成果の発表に関する事がらをまとめましたが、いかがでしたでしょうか。研究成果を発表していく作業にはとてもエネルギーが必要ですが、アクションリサーチの研究成果が公表されることは、看護学のさらなる発展につながるものでもあります。長きにわたる研究過程の区切りとしてせひチャレンジしてみてください。

<文　献>

American Psychological Association (2010). *Publication manual of the American Psychological Association* (6th ed.). Washington, DC :American Psychological Association.

American Psychological Association (アメリカ心理学会) (2001) /江藤裕之・前田樹海・田中建彦訳 (2004). *APA論文作成マニュアル*. 医学書院.

Avis,M. (1994a). Reading research critically Ⅱ. An introduction to appraisal :assessing the evidence, *Journal of Clinical Nursing*, 3, 227-234.

Avis,M. (1994b). Reading research critically Ⅱ. An introduction to appraisal :assessing the evidence, *Journal of Clinical Nursing*, 3, 271-277.

Blaxter,L.,Hughes,C., & Tight,M. (1996). *How to research*. Buckingham, UK :Open University Press.

Burns,N., & Grove,S.K. (2005). *The practice of nursing research* (5th ed.) . St Louis :Elsevier Saunders.

Burns,N., & Grove,S.K. (2005) /黒田裕子・中木高夫・小田正枝・逸見功訳 (2007). *看護研究入門*. エルゼビアジャパン.

遠藤恵美子・新田なつ子 (2001). ミューチュアルアプローチの方法. *看護研究*, 34(6), 23-32.

グレッグ美鈴・麻原きよみ・横山美江編 (2007). よくわかる*質的研究の進め方・まとめ方*.医歯薬出版.

Hammersley,M. (1990). *Reading ethnographic research*. New York. Longman.

Hart,E., & Bond,M. (1995). *Action research for health and social care*. Buckingham, UK :Open University Press.

Hart,E., & Bond,M. (1996). Making sense of action research through the use of a typology. *Journal of Advanced Nursing*, 23, 152-159.

平井るり (2005). *小児病棟における乳幼児を対象にした技術の社会的学習過程*. 日本赤十字看護大学博士学位論文.

Holzemer,W.L. (2000) /岸本良美・坂巻千晶・中島須磨子・和田恵美子・田代順子 (2000).ヘルスケアリサーチのためのサブストラクションとアウトカムモデル. *看護研究*, 33(5), 3-7.

稲吉光子 (2001). エンハンスメントアプローチの理論と方法論. *看護研究*, 34(6), 53-61.

石井トク・野口恭子編 (2007). *看護の倫理資料集* (第2版).丸善.

川名るり (2009). 乳幼児との身体を通した熟練した技術の性質. *日本看護科学会誌*, 29(1), 3-13.

国際看護師協会 (2003) /日本看護協会訳 (2005). 看護研究のための倫理指針. *インターナショナルナーシングレビュー*, 28(5), 71-84.

Pope,C., & Mays,N. (Eds) (1999 /大滝純司監訳 (2001). *質的研究実践ガイド—保健医療サービス向上のために*. 医学書院.

嶺岸秀子 (2007). アクションリサーチ　実践家ナースと看護教育者・研究者のパートナーシップ. *看護研究*, 40(3), 269-277.

Morton-Cooper,A. (2000). *Action research in health care*. Germany :Blackwell.

Morton-Cooper,A. (2000) /岡本玲子・関戸好子・鳩野洋子訳 (2005). *ヘルスケアに活かすアクションリサーチ*. 医学書院.

尾高大輔・山内朋子・川名るり・江本リナ・草柳浩子・筒井真優美・平山恵子・松尾美智子 (2010). 子どもや家族の言動による傷つき体験を看護師が語ることに対するアクションリサーチ. *日本小児看護学会第20回学術集会講演集*, p.99.

榊恵子 (2008). 精神看護学教員の実習指導をめぐる体験. *日本精神保健看護学会誌*, 17(1), 62-71.

佐藤郁哉 (1992). *フィールドワーク*. 新曜社.

Speziale,H.J., & Carpenter,D.R. (2007). *Qualitative research in nursing :advancing the humanistic imperative* (4th ed.). PA :Lippincott Williams & Wilkins.

Stringer,E.T. (2007). *Action research* (3rd ed.). Thousand Oaks, CA :Sage Publications.

武井麻子・春見靜子・深澤里子 (1994). *ケースワーク・グループワーク*. 光生館.

内山研一 (2000). アクションリサーチとは何か②. *看護研究*, 10(5), 407-413.

矢守克也 (2010). *アクションリサーチ*. 新曜社.

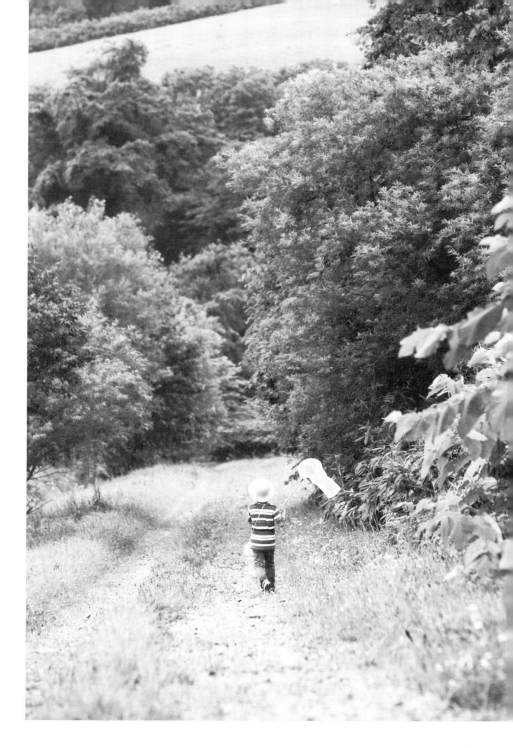

索引

あ

アクションリサーチの
　―― 位置づけ …………………… 28
　―― 規模 ……………………… 56
　―― 研究報告の概要 ………… 128
　―― 原理 ……………………… 46
　―― 構造 ……………………… 32
　―― 公表に伴う倫理的問題 … 170
　―― 抄録 ……………………… 162
　―― 世界観 …………………… 18
　―― 定義 ………………………5
　―― 展開過程 ………………… 131
　―― 特徴 …………… 48, 52, 136
　―― ねらい …………………… 26
　―― プロセス ……… 65, 66, 74,
　　80, 84, 90, 94, 101, 105, 109, 114
アクションリサーチャーの基本的な特質
………………………………… 69
アクションリサーチをクリティークする
ためのガイドライン……………… 157
アクションリサーチをめぐる課題…… 58
一人称…………………………… 143
意味を見出す…………………… 145
エンパワリングアクションリサーチ… 45
エンハンスメントアプローチ………… 43

か

解釈主義………………………… 99
外部の人………………………… 36
学会や研究発表会での発表……… 161
看護観………………………… 79, 82
看護研究における倫理…………… 169
看護研究のための倫理指針……… 169
管理者への報告………………… 92
キーパーソン…………………… 106
共同研究者……………… 65, 78, 90
共同研究者との関係性…………… 90
協力者、敵対者、中立者の影響の範囲
………………………………… 72
Greenwood & Levinによるアクション
リサーチ………………………… 35
Greenwood & Levinによるアクション
リサーチモデル………………… 37
Greenwood & Levinによるアクション
リサーチの要素………………… 35
クリティーク…………………… 154
グループダイナミックス………… 14
ケアと場が変わる……………… 57
ゲシュタルト心理学……………… 13
結果・考察……………………… 133
結論……………………………… 134

結論の論じ方……………………… 147

Kemmis & McTaggartによるアクション

リサーチモデル…………………… 38

Kemmisによるアクションリサーチ… 37

研究疑問と背景を考えるための自己分析

項目…………………………… 71

研究グループ……………………… 78

研究計画書…………… 74, 84, 88

研究計画書①に記載する事がら …… 75

研究計画書②に記載する事がら …… 89

研究計画書の作成………………… 88

研究参加者………………130, 141, 172

研究参加者の条件………………… 75

研究者の姿勢……………………… 85

研究者の立ち位置………………… 58

研究者の拠って立つ位置………… 143

研究の限界………………………… 134

研究の提案と研究グループの結成

………………………………78, 108

研究のデザイン…………………… 129

研究のプレゼンテーション………… 159

研究のプロセス…………………… 130

研究の申し入れ………………74, 105

研究パラダイム…………………… 99

研究方法…………………………… 129

研究を伝達される人々と方略……… 121

現場に受け入れられるか………… 74

現場の分析……………………66, 101

ここだけの話……………………… 172

小話………………………………… 111

さ

再計画……………………………… 37

査読………………………………… 126

参与観察…………………………… 148

質疑応答…………………………… 167

実験的アクションリサーチ………… 45

質的研究の抄録の概要…………… 162

質的研究の特性…………………… 29

自分たちの課題…………………… 68

社会心理学………………………… 14

社会的変革………………………… 19

社会変革のプロセス……………… 19

集団の意思決定…………………… 15

序論…………………… 127, 134

自立性と協調性…………………… 78

信頼性・妥当性の問題…………… 151

Stringerによるアクションリサーチ … 39

Stringerによるアクションリサーチの

3つの要素 ………………………… 39

Stringerによるアクションリサーチモデル
………………………………………… 40
生活空間……………………………… 13, 19
積極的な参加………………………………… 90
全体性…………………………………… 13
全般計画………………………………… 33
専門職的アクションリサーチ………… 45
相互依存関係……………………………… 78
組織的アクションリサーチ…………… 45
素データ………………………… 139

た

第3の視点……………………………… 145
立場（スタンス）…………………… 129
妥当性を高める方法……………… 153
Tavistock研究所 ……………………… 20
知的クリティーク…………………… 155
データ収集の方法………………… 130
データとなり得るもの………………… 98
データの探究……………………… 146
データの分析方法………………… 131
テクニカルアプローチ……………… 41
投稿規定……………………………… 126

な

内省的な記録（ジャーナル）………… 97
内部の人……………………………… 36
願いの表明……………………………… 82

は

場（フィールド）…………………… 19
Hart & Bondによる分類 ………… 43
パートナー……………………………… 78
発表時の留意点……………………… 165
発表までの流れ……………………… 161
場の理論………………………… 13, 19
場面を説明する視点………………… 138
ピアレビュー………………………… 153
人の心理……………………………… 12
文献…………………………………… 134
文献検討……………………………… 128
変化する過程……………… 75, 95, 97
他の研究との違い……………………6
Holter & Schwartz-Barcottによる分類
………………………………………… 41

ま

待てる能力…………………………… 85
まとめるイメージ…………………… 126

まとめることの意味·····················　120

ミューチュアルアプローチ··············　42

物語······································　152

や

4つの組織的条件·······················　77

ら

らせん状の循環構造··········　33, 95, 114

リフレクション·················　34, 39, 44

倫理的配慮·····················　132, 174

倫理的配慮に関する記述·············　133

Lewinによるアクションリサーチ·····　32

論文として公表する··················　119

論文の種類··························　125

論文を書くときのルール·············　127

人名

Davydd Greenwood ····················　35

Donna Schwartz-Barcott··············　41

Elizabeth Hart························　43

Ernest Stringer ·····················　39

Inger Margrethe Holter ············　41

Kurt Lewin ··········　4, 12, 18, 26, 32

Margaret Mead ·····················　15

Martha Rogers ·····················　43

Meg Bond····························　43

Morten Levin ······················　35

Stephen Kemmis ····················　37

編集・著者紹介

● 編著

筒井真優美（つつい まゆみ）　**日本赤十字看護大学名誉教授・客員教授**

ニューヨーク大学看護学部博士課程修了。慶應義塾大学医学部附属病院、聖母女子短期大学、聖路加看護大学などを経て現職。

主な著書に、『これからの小児看護―子どもと家族の声が聞こえていますか』（編著、南江堂）、『小児看護　第2版』（編著、照林社）、『フォーセット―看護理論の分析と評価』（監訳、医学書院）、『看護理論　改訂第3版』（編著、南江堂）、『看護理論家の業績と理論評価　第2版』（編著、医学書院）ほか編著・訳書多数。

● 著（執筆順）

江本リナ（えもと りな）　**日本赤十字看護大学教授**

日本赤十字看護大学大学院看護学研究科博士後期課程修了。東京衛生病院、Loma Linda University Children's Hospital、日本赤十字武蔵野短期大学を経て現職。

主な著書に、『小児看護における技―子どもと家族の最善の利益は守られていますか』（共著、南江堂）、『臨床活用事例でわかる中範囲理論』（共著、日総研）ほか。

草柳浩子（くさやなぎ ひろこ）　**上智大学総合人間科学部看護学科教授**

日本赤十字看護大学大学院看護学研究科博士後期課程修了。虎の門病院、長野県看護大学、武蔵野大学などを経て現職。

主な著書に、『小児看護実習ガイド』（共著、照林社）、『小児看護学―子どもと家族の示す行動への判断とケア』（共著、日総研）、『看護理論家の業績と理論評価』（共著、医学書院）ほか。

川名るり（かわな るり）　**公立大学法人 神奈川県立保健福祉大学教授**

日本赤十字看護大学大学院看護学研究科博士後期課程修了。北里大学病院、日本赤十字社医療センター、日本赤十字看護大学准教授などを経て現職。

主な著書に、『「わざ」を伝える』（単著、日本看護協会出版会）、『小児看護における技―子どもと家族の最善の利益は守られていますか』（共著、南江堂）ほか。

本書は発行元がライフサポート社から照林社へ変更しました。2020年12月10日初版第5刷発行の『アクションリサーチ入門』と同一の内容です。

プラスワン **BOOKS**

研究と実践をつなぐ

アクションリサーチ入門

看護研究の新たなステージへ

2024年2月25日　第1版第1刷発行

編　者　筒井　真優美

発行者　有賀　洋文

発行所　株式会社照林社
　　　　〒112-0002
　　　　東京都文京区小石川2丁目3-23
　　　　電　話　03-3815-4921（編集）
　　　　　　　　03-5689-7377（営業）
　　　　https://www.shorinsha.co.jp/

印刷所　株式会社シナノ パブリッシングプレス

装　丁　大下賢一郎

検印省略（定価はカバーに表示してあります）
ISBN978-4-7965-8103-5
© Mayumi Tsutsui/2024/Printed in Japan